Iris Hinneburg
Klinische Studien kritisch lesen

Iris Hinneburg

Klinische Studien kritisch lesen

Therapiestudien, Übersichtsarbeiten, Leitlinien

Iris Hinneburg, Halle

Mit 22 Abbildungen und 13 Tabellen

 Zugang zur Originalliteratur
unter www.Online-PlusBase.de

WDVG Wissenschaftliche
Verlagsgesellschaft
Stuttgart

Anschrift der Autorin
Dr. Iris Hinneburg
Wegscheiderstr. 12
06110 Halle (Saale)
medizinjournalistin@gmx.net
http://medizinjournalistin.blogspot.com

Bibliografische Information der Deutschen Nationalbibliothek
Die Deutsche Nationalbibliothek verzeichnet diese Publikation in der Deutschen Nationalbibliografie; detaillierte bibliografische Daten sind im Internet unter http://dnb.d-nb.de abrufbar.

1. Auflage 2015
ISBN 978-3-8047-3419-7 (Print)
ISBN 978-3-8047-3463-0 (E-Book, PDF)

© 2015 Wissenschaftliche Verlagsgesellschaft mbH
Birkenwaldstraße 44, 70191 Stuttgart
www.wissenschaftliche-verlagsgesellschaft.de
Printed in Germany

Satz: abavo GmbH, 86807 Buchloe
Druck und Bindung: BGZ Druckzentrum GmbH, Berlin
Umschlaggestaltung: deblik, Berlin

Vorwort

Hilft meinem Patienten die Einnahme von Glucosamin tatsächlich gegen die Beschwerden bei Arthrose? Verringern Folsäure und B-Vitamine das Risiko für eine Demenz? Soll ich einem Patienten mit erhöhten Blutfettwerten, der Statine einnimmt, außerdem ein Knoblauch-Präparat empfehlen? Mit Fragen wie diesen sind Apotheker in der Offizin täglich konfrontiert.

Woher kommen die Informationen, die für eine fundierte Beratung notwendig sind und wie zuverlässig sind sie? Die eigene Erfahrung und die Meinung von Experten reichen dafür in der Regel nicht aus, sondern müssen mit objektiven Belegen, der externen Evidenz ergänzt werden – dafür steht die evidenzbasierte Pharmazie.

Unter der externen Evidenz versteht man Befunde aus der wissenschaftlichen Literatur. Dabei muss eine Studie valide angelegt sein, damit man aus ihr brauchbare Schlussfolgerungen für die Behandlung von Patienten ziehen kann. Eine unabdingbare Voraussetzung, um evidenzbasierte Pharmazie betreiben zu können, ist also die Fähigkeit, wissenschaftliche Literatur wie klinische Studien, Übersichtsarbeiten und Leitlinien kritisch zu lesen. Dieses Buch soll die dazu nötigen Grundlagen legen.

Die Grundsätze der evidenzbasierten Pharmazie in der Praxis umzusetzen, kann dazu führen, bisherige Beratungsinhalte zu hinterfragen und unter Umständen auch zu verwerfen. Allerdings bedeutet evidenzbasierte Pharmazie nicht, blind die Studienlage als oberstes Entscheidungskriterium zur Anwendung oder Empfehlung eines Arzneimittels zu setzen. Vielmehr müssen die bisherigen Erfahrungen sowie die individuellen Umstände und Wünsche des Patienten mit integriert werden. Ein Kommentar von Tammy Hoffmann, Victor Montori und Chris Del Mar in der US-amerikanischen Fachzeitschrift JAMA (doi:10.1001/jama.2014.10186) trifft es genau: „Evidenz ohne Patientenzentrierung ist Tyrannei [der Studien], Patientenzentrierung ohne Evidenz hilft nicht, die Versorgung zu verbessern."

Diese Prinzipien zu beherzigen, kann dabei helfen, das pharmazeutische Selbstverständnis im Alltag wieder deutlicher sichtbar werden zu lassen: Apothekerinnen und Apotheker als Heilberufler, die unabhängig von (eigenen oder fremden) merkantilen Interessen zum Wohl des Patienten beraten.

Mein besonderer Dank gilt Dr. Eberhard Scholz, der dieses Buchprojekt initiiert hat, Sandra Schroeder für Lektorat und Beratung in allen technischen Fragen sowie allen anderen Mitarbeitern der Wissenschaftlichen Verlagsgesellschaft Stuttgart, die an der Entstehung dieses Buches Anteil hatten. Dr. Judith Günther, Viktoria Mühlbauer, Astrid Zahn und allen anderen Kolleginnen und Kollegen aus dem Fachbereich Evidenzbasierte Pharmazie im Deutschen Netzwerk Evidenzbasierte Medizin danke ich herzlich für die konstruktiven Diskussionen und Anregungen zum Thema.

Halle, im Frühjahr 2015   Dr. Iris Hinneburg

Inhaltsverzeichnis

Abkürzungsverzeichnis

ABDA	Bundesvereinigung der deutschen Apothekerverbände
ÄZQ	Ärztliches Zentrum für Qualität in der Medizin
AkdÄ	Arzneimittelkommission der deutschen Ärzteschaft
AMNOG	Gesetz zur Neuordnung des Arzneimittelmarktes
ARR	Absolute Risikoreduktion
AWMF	Arbeitsgemeinschaft der medizinisch-wissenschaftlichen Fachgesellschaften
CENTRAL	Cochrane central register of controlled trials
CONSORT	Consolidated Statement of Reporting Trials
DARE	Database of Abstracts of Reviews of Effects
DELBI	Deutsches Leitlinien-Bewertungsinstrument
DIMDI	Deutsches Institut für medizinische Dokumentation und Information
DNEbM	Deutsches Netzwerk Evidenzbasierte Medizin
EMBASE	Excerpta Medica Database
EbM	Evidenzbasierte Medizin
GRADE	Grades of Recommendations, Assessment and Evaluation
HR	Hazard Ratio
IQWiG	Institut für Qualität und Wirtschaftlichkeit im Gesundheitswesen
NNH	Number needed to harm
NNS	Number needed to screen
NNT	Number needed to treat
OR	Odds Ratio
OTC	Over-the-counter, Selbstmedikation
PRISMA	Preferred reporting items for systematic reviews and meta-analyses
PROSPERO	International prospective register of systematic reviews
RCT	Randomized controlled trial, randomisierte kontrollierte Studie
RR	Relatives Risiko
RRR	Relative Risikoreduktion

1 Einführung

„Die öffentlichen Apotheken versorgen ihre Patienten individuell und evidenzbasiert." Dieses Statement aus dem ABDA-Perspektivpapier „Apotheke 2030" macht deutlich, dass im 21. Jahrhundert auch in der öffentlichen Apotheke kein Weg an einer evidenzbasierten Pharmazie vorbeiführt.

Dabei ist die evidenzbasierte Pharmazie keine grundsätzliche Neuerung, sondern führt nur das konsequent fort, was alle Apothekerinnen und Apotheker bereits im Studium gelernt haben: Zum Prinzip der (Natur-)Wissenschaft gehört es, dass eine Hypothese durch geeignete Belege aus einem Experiment bestätigt werden muss, bevor man sie als gültig ansehen kann. Das gilt selbstverständlich nicht nur bei der Grundlagenforschung im Labor und im Rahmen der Qualitätssicherung bei der Herstellung von Arzneimitteln, sondern auch bei Hypothesen zur Wirksamkeit von Arzneimitteln beim Menschen. Diese lassen sich allerdings nicht ausschließlich durch Computerstudien zum Bindungsverhalten am Rezeptor oder Versuche an Zellkultur- oder Tiermodellen prüfen. Für die komplexen Effekte eines Arzneimittels muss selbstverständlich auch ein komplexes Modell gewählt werden: der menschliche Körper.

Ein geeignetes Experiment für die Überprüfung solcher Hypothesen ist also die Prüfung eines Arzneimittels am Menschen im Rahmen einer klinischen Studie, die die entsprechende Evidenz generiert. Das deutsche Wort „Evidenz" leitet sich dabei vom englischen Begriff „evidence" ab, der so viel wie Beleg oder Hinweis bedeutet.

Gleichzeitig gehört es aber auch zum wissenschaftlichen Prinzip, die Gültigkeit des Experiments und die Aussagekraft der Ergebnisse kritisch zu hinterfragen. Das gilt also auch für die Bewertung von klinischen Studien und den daraus abgeleiteten Informationen. Anders formuliert: Bevor man eine Hypothese über die Therapieeffekte eines Arzneimittels akzeptiert, muss man die entsprechende Evidenz aus klinischen Studien überprüfen – sonst kommt es leicht zu Fehleinschätzungen.

> *„It is a capital mistake to theorize before you have all the evidence. It biases the judgment."* (Es ist ein kapitaler Fehler, eine Theorie aufzustellen, bevor man alle Hinweise hat. Es verzerrt das Urteil.)
>
> *Sherlock Holmes in „A Study in Scarlet"* (Eine Studie in Scharlachrot)

Aus diesem Grund reicht auch die eigene Erfahrung nicht aus, die naturgemäß immer begrenzt sein muss. „Wer heilt, hat Recht" ist deshalb kein Argument, das die Notwendigkeit von klinischen Studien tatsächlich widerlegen könnte. Aus den Ergebnissen klinischer Studien muss man manchmal auch die Schlussfolgerung ziehen: Wenn es dem Patienten nach der Gabe eines Arzneimittels besser geht, liegt das nicht immer an dem Arzneimittel, sondern kann auch andere Gründe haben. Oder etwas plakativer formuliert: „Wer heilt, hat manchmal auch einfach nur Glück gehabt."

Wer dieses wissenschaftliche Prinzip in der Praxis anwendet, kann dabei auch zu eventuell beunruhigenden Einsichten kommen: Ist es tatsächlich richtig, was ich immer gedacht habe? Gibt es Belege für meine Position oder die von Experten – oder sprechen die Erfahrungen anderer, wie sie sich etwa in klinischen Studien gezeigt haben, eine ganz andere Sprache? Dieser gesunde Zweifel kann also dazu führen, die eigenen vermeintlichen Gewissheiten zu hinterfragen. Damit ist es aber auch möglich, die Beratung auf eine objektive und transparente Basis zu stellen.

Die Überprüfung wissenschaftlicher Hypothesen in klinischen Studien bedeutet auch, dass sich der Stellenwert eines Arzneimittels in erster Linie daran bemisst, ob es dem Patienten mit der Behandlung auch tatsächlich besser geht, keine gravierenden Nebenwirkungen auftreten und die Therapie den Patienten nicht unnötig beeinträchtigt. Eine evidenzbasierte Pharmazie orientiert sich also grundsätzlich am Patienten und berücksichtigt seine individuelle Situation, Wünsche und Wertvorstellungen. Deshalb propagiert eine evidenzbasierte Pharmazie auch keine „Einheitsmedizin", sondern prüft immer kritisch, ob sich die Erkenntnisse aus den klinischen Studien überhaupt auf den konkreten Patienten anwenden lassen. Dazu gehört es auch, in der Beratung den Patienten nicht im Unklaren über zu erwartende positive und negative Effekte zu lassen.

Angelehnt an die ursprüngliche Definition der evidenzbasierten Medizin des kanadischen Epidemiologen David Sackett lässt sich evidenzbasierte Pharmazie zusammenfassend so beschreiben: „Evidenzbasierte Pharmazie ist der gewissenhafte, ausdrückliche und vernünftige Gebrauch der gegenwärtig besten externen, wissenschaftlichen Evidenz für Entscheidungen in der pharmazeutischen Versorgung und Beratung. Dazu gehört die systematische Suche in der pharmazeutischen und medizinischen Literatur für ein konkretes pharmazeutisches Problem, die kritische Beurteilung der gefundenen Evidenz auf Validität und Größe des Therapieeffekts sowie die Anwendung auf den konkreten Patienten unter Berücksichtigung der pharmazeutischen Erfahrung und der Wünsche des Patienten" (nach der Definition des Fachbereichs Evidenzbasierte Pharmazie des Deutschen Netzwerks Evidenzbasierte Medizin).

Zur konkreten Umsetzung werden fünf Schritte vorgeschlagen:

- Übersetzung des konkreten Problems in eine beantwortbare Frage (häufig Suchanfrage für medizinische Datenbank)
- Literaturrecherche
- Bewertung der Evidenz, also eine kritische Beurteilung der gefundenen Literatur (häufig klinische Studien)
- Umsetzung der Erkenntnisse in die konkrete Situation/Anwendung auf das Ausgangsproblem unter Berücksichtigung von Erfahrungen und Patientenwünschen
- Kritische Beurteilung des eigenen Vorgehens und der Ergebnisse, bei Bedarf Anpassung der Vorgehensweise

Diese fünf Schritte machen deutlich: Evidenzbasierte Pharmazie bedeutet nicht, die eigenen Erfahrungen komplett auszublenden, aber es ist nötig, sie kritisch zu hinterfragen und mit den Ergebnissen aus klinischen Studien sowie den Wünschen und Werten des Patienten abzugleichen. Damit beschreibt evidenzbasierte Pharmazie also nicht nur eine Methode, sondern auch eine professionelle Haltung. Gleichzeitig wird aber auch deutlich: Die gefundene Evidenz aus klinischen Studien ersetzt nicht die eigene Entscheidung und Beurteilung der Situation, sollte aber die Grundlage dafür bilden.

Daneben bietet eine evidenzbasierte Pharmazie auch das Potential, die Sicht von außen auf unseren Berufsstand zu verändern: Der Apotheker bleibt nicht in erster Linie Logistikdienstleister und Kaufmann, sondern praktiziert tatsächlich auch einen Heilberuf. Wenn das wieder mehr in den Vordergrund rückt, fällt es auch Verbrauchern, Patienten und Politikern leichter zu verstehen, warum die Apotheke vor Ort nicht durch schnelle Versandangebote ersetzt werden kann.

1.1   Warum die Zulassung nicht ausreicht

Das Prinzip der evidenzbasierten Pharmazie, sich selbst anhand von klinischen Studien ein Bild von Nutzen und Risiken einer Pharmakotherapie zu verschaffen, stößt nicht selten auf Unverständnis. Das beruht häufig auf dem Missverständnis, dass diese Prüfung bereits im Rahmen der Zulassung stattgefunden hätte und deshalb überflüssig wäre.

Dieses Argument verkennt jedoch, dass zum Zeitpunkt der Zulassung viele patientenrelevante Informationen überhaupt noch nicht vorliegen. So akzeptieren die Zulassungsbehörden in vielen Fällen auch Studien als Wirksamkeitsnachweise, die keine patientenrelevanten Endpunkte, sondern Surrogatparameter (▸ Kap. 6.1) untersuchen. Es wird zwar gefordert, dass neue Arzneistoffe gegen die Standardmedikation (englisch: standard of care) getestet werden sollten, doch ist in vielen Fällen nicht festgelegt, um welche Arzneimittel es sich dabei handelt. Auch ist die Dauer der Zulassungsstudien häufig begrenzt und die Untersuchungen umfassen im Vergleich zum späteren Anwenderkreis nur eine begrenzte Anzahl an Probanden. Das hat wiederum Auswirkungen etwa auf das Erkennen von seltenen Nebenwirkungen.

Bei der Zulassung wägen die zuständigen Behörden klinische Effekte und mögliche unerwünschte Nebenwirkungen ab – und laut Arzneimittelgesetz darf eine Zulassung nicht deshalb versagt werden, weil „therapeutische Ergebnisse nur in einer beschränkten Zahl von Fällen erzielt worden sind" (AMG § 25). Die Zulassung zielt also darauf ab, Arzneimittel, von denen Patienten möglicherweise profitieren können, den Marktzutritt zu gewähren, wenn die Abwägung von Wirksamkeit und möglichem Schaden zum Zeitpunkt der Zulassung positiv ausfällt.

Aus dem Zulassungsstatus lassen sich also nicht automatisch die Schlussfolgerung ziehen, dass alle betreffenden Patienten tatsächlich einen großen Nutzen durch das Arzneimittel haben.

1.2   Weg zu unabhängigen Informationen

Die gängigen Informationen zum Nutzen einer Arzneimitteltherapie werden nicht immer klar kommuniziert und sind nicht selten verzerrt – sei es durch Sondermeinungen von (vermeintlichen) Experten oder durch beschönigende Aussagen in der Arzneimittelwerbung. Hier kann die evidenzbasierte Pharmazie helfen, sich eine eigene Meinung zu bilden – etwa zu der Frage, ob hinter der beworbenen „Evidenzbasierung" tatsächlich auch Evidenz steckt, und wenn ja, welche.

Denn man kann sich nicht darauf verlassen, dass eine Behauptung, die durch eine zitierte Studie vermeintlich gestützt wird, auch tatsächlich stimmt. Nicht selten führen methodische Mängel von Studien zu verzerrten Erkenntnissen oder Studien mit negativen Ergebnissen werden verschwiegen. Wer weiß, wie man Studien richtig beurteilt und in der Lage ist, die fehlenden Informationen selbst zu finden, lässt sich nicht so leicht in die Irre führen.

Deshalb ist es wichtig, dass auch Offizinpharmazeuten in der Lage sind, Studien kritisch zu lesen. Vereinfacht wird die Lektüre dadurch, dass viele Studienpublikationen nach einem einheitlichen Schema aufgebaut sind. Wer dieses Schema kennt, kann schnell die relevanten Informationen aus den häufig umfangreichen Fachartikeln herausfiltern.

1.3 Aufbau von Studienpublikationen

Publikationen über klinische Studien folgen üblicherweise einem standardisierten Aufbau. Nach Überschrift, Angaben zu Autoren und der Zusammenfassung (Abstract) findet sich zuerst die Einleitung, in der die Autoren die Fragestellung der Studie vorstellen und den aktuellen Kenntnisstand sowie die klinische Relevanz des Themas zusammenfassen.

Der Methodenteil enthält die wesentlichen Informationen, die für die Beurteilung der Studie notwendig sind. Dazu gehören alle Schritte der Planung, Durchführung und statistischen Auswertung. So sollten die Autoren etwa festhalten, dass ein Prüfplan (Studienprotokoll) erstellt und die Studie durch eine Ethikkommission genehmigt wurde. Wenn die Studie in einem Studienregister angemeldet wurde, wie es inzwischen häufig gefordert wird, sollte dies mit Angabe der Registernummer vermerkt sein. Auch Orte und Zeitraum der Studiendurchführung sollten erwähnt werden. Enthalten sind weiterhin Angaben zum Studientyp, aber auch Details zum Design der Studie, wie etwa in randomisierten kontrollierten Studien die Prinzipien von Kontrollgruppe, Randomisierung und Verblindung konkret umgesetzt wurden (▸ Kap. 3). Auch die Ein- und Ausschlusskriterien, nach denen die Studienteilnehmer ausgewählt wurden, müssen beschrieben sein. Angegeben wird ebenfalls, welche Zielgrößen bzw. Endpunkte (outcomes) in der Studie mit welchen Mitteln erfasst wurden. Statistische Angaben zur Planung der Studiengröße (Fallzahlabschätzung) sowie zu den Auswertemethoden finden sich auch im Methodenteil.

Im Ergebnisteil werden zunächst die Resultate der Studie dargestellt, häufig ergänzt durch Abbildungen und Tabellen, bevor die Autoren im Diskussionsteil die gefundenen Ergebnisse im Hinblick auf Aussagekraft und Einschränkungen bewerten sowie mit den Ergebnissen anderer Studien vergleichen. Auch mögliche Implikationen der Studie für derzeitige Behandlungsempfehlungen finden sich in diesem Abschnitt. Je nach Vorgaben der jeweiligen Fachzeitschrift können sich diese Angaben auch in einem separaten Abschnitt mit Schlussfolgerungen finden. Angaben zur Finanzierung der Studie sollten ebenfalls nicht fehlen, damit der Leser Rückschlüsse über eventuelle Verzerrungen durch Interessenkonflikte ziehen kann (▸ Kap. 8.4.4).

◻ **Tab. 1.1** Standards für die Berichterstattung über Studien (Auswahl)

Studientyp	Name des Standards	Akronym
Randomisierte kontrollierte Studien	Consolidated Statement of Reporting Trials	CONSORT
Systematische Übersichtsarbeiten und Metaanalysen	Preferred reporting items for systematic reviews and meta-analyses	PRISMA
Beobachtungsstudien (Kohorten-, Fall-Kontroll-, Querschnittsstudien)	Strengthening the reporting of observational studies in epidemiology	STROBE

Die Qualität einer Studie lässt sich nur beurteilen, wenn in der entsprechenden Publikation alle notwendigen Angaben enthalten sind – sonst bleibt es unklar, ob nur der Studienbericht unzureichend ist oder die Studie selbst in Planung, Durchführung und Auswertung Mängel aufweist. Um diese Problematik zu umgehen, wurden Standards für die Berichterstattung zu bestimmten Arten von Studien entwickelt. Viele medizinische Fachzeitschriften fordern inzwischen von ihren Autoren, dass sie sich in ihrem Artikel an diese Standards halten (◻ Tab. 1.1).

1.4 Zum Aufbau dieses Buches

Ein Ziel dieses Buches ist es zu zeigen, dass evidenzbasierte Pharmazie kein theoretisches Konstrukt ist, sondern in der Praxis eine Rolle spielt und auch tatsächlich angewendet werden kann. Dazu dienen etwa die kleinen Schlaglichter aus dem Apothekenalltag, die den Einstieg in die folgenden Kapitel bilden. Zu Beginn wird besprochen, wie sich die Aussagekraft verschiedener Studientypen unterscheidet, wenn es um die Frage nach der Wirksamkeit einer Arzneimitteltherapie geht (▸ Kap. 2). Anschließend werden methodische Anforderungen an Therapiestudien vorgestellt, die dazu beitragen sollen, Verzerrungen durch das Studiendesign möglichst zu vermeiden (▸ Kap. 3).

Die Frage nach dem Nutzen eines Arzneimittels bedeutet in der Regel keine Ja/Nein-Entscheidung, sondern vielmehr muss eine Abschätzung erfolgen, wie groß eigentlich der Effekt tatsächlich ist – auch dazu finden sich in diesem Buch Erläuterungen (▸ Kap. 4). Die Effektgröße kann durch bestimmte Tricks allerdings künstlich aufgebläht werden – wer ▸ Kap. 5 aufmerksam liest, lernt die wichtigsten Fallgruben kennen, in die Leser von Therapiestudien möglicherweise geraten können. Das betrifft sowohl die Auswertung der Studie als auch die Präsentation der Ergebnisse. Weil die Evidenz keine Entscheidung vorgibt, sondern nur die Basis für die Entscheidung bildet, gibt es auch ein Kapitel, das sich mit der Anwendbarkeit von Studienergebnissen auf die konkrete Frage oder den konkreten Patienten beschäftigt (▸ Kap. 6).

Die Lektüre und Bewertung klinischer Studien kostet gerade bei wenig Übung viel Zeit, die im hektischen Apothekenalltag oft nicht vorhanden ist. Quellen von vorbewerteter Evidenz wie Übersichtsarbeiten und Leitlinien versprechen eine schnelle Orientierung – dieses verlockende Angebot sollte man aber ebenfalls kritisch hinterfragen. Dafür finden sich Hinweise in ▸ Kap. 7 und ▸ Kap. 8. Für die Arbeit in der Praxis enthält der

▸Anhang Checklisten, mit denen sich die methodische Qualität von randomisierten kontrollierten Studien, Übersichtsarbeiten und Leitlinien bewerten lässt. Daneben stellen sich in der Apotheke auch konkrete Fragen, die mit Hilfe wissenschaftlicher Literatur beantwortet werden sollen – Tipps für eine effiziente Literaturrecherche findet der Leser in ▸Kap. 9.

2 Kritischer Blick auf den Studientyp

Heute hat sich in der Apotheke ein Pharmareferent einer Firma angekündigt, die sich auf Nahrungsergänzungsmittel spezialisiert hat. Der Pharmareferent informiert bei diesem Gespräch vor allem über ein Präparat, das für Glaukompatienten beworben wird. „Dabei handelt es sich um eine ergänzende bilanzierte Diät – Sie wissen ja, dass dabei die Eignung immer wissenschaftlich belegt sein muss", erklärt der Vertreter. Um diesen Anspruch zu unterstreichen, hat er einen ausführlichen Prospekt mitgebracht, in dem eine lange Literaturliste enthalten ist. „Hier finden Sie die wissenschaftlichen Studien dazu."

In der Werbung für Arzneimittel, Nahrungsergänzungsmittel und manchmal auch Kosmetika werden inzwischen häufig Studien zitiert, die die Wirksamkeit belegen sollen. Dann ist es jedoch notwendig, sich die langen Literaturlisten einmal genau anzuschauen. Nicht selten verstecken sich hinter den Zitaten Laborversuche, sei es an Zelllinien, Tierversuchen oder isoliertem Material, etwa menschlicher Haut. In vielen Fällen sind solche Untersuchungen im Laufe der Entwicklung sinnvoll und notwendig.

Jedoch können die Ergebnisse nicht ohne weiteres auf den Menschen oder die Situation im lebenden menschlichen Körper übertragen werden. Deshalb ist es für den Nachweis der Wirksamkeit unabdingbar, dass das beworbene Produkt auch am Menschen untersucht wird. Die entsprechenden Studien werden in Abgrenzung zu Laborversuchen auch als klinische Studien bezeichnet. Für die Beratung in der Apotheke sind vor allem klinische Studien mit Arzneimitteln oder Nahrungsergänzungsmitteln interessant.

2.1 Einflüsse auf das Studienergebnis

Wenn ein Patient ein Arzneimittel einnimmt und es geht ihm danach besser, neigt man schnell dazu, die Verbesserung auf die medikamentöse Therapie zurückzuführen. Die Verbesserung des Zustands kann jedoch nicht nur durch das Arzneimittel, sondern auch durch weitere Faktoren entstehen. So kann etwa der Einnahmezeitpunkt des Arzneimittels zufällig mit einer Spontanverbesserung der Symptome zusammenfallen. In klinischen Studien können darüber hinaus noch weitere Ursachen dazu führen, dass man die Wirksamkeit des Arzneimittels überschätzt. Unterschieden werden dabei systematische Verzerrungen durch das Studiendesign (Bias) sowie Störfaktoren (Confounder).

2.1.1 Systematische Fehler (Bias)

Systematische Fehler oder Verzerrungen können in nahezu allen Stadien einer klinischen Studie entstehen, bei der Zuweisung der Patienten, bei der Durchführung der Therapie und der Untersuchungen sowie bei der Auswertung der Daten.

In Studien, die zwei Behandlungen miteinander vergleichen, können systematische Verzerrungen etwa entstehen, wenn sich die beiden Patientengruppen in grundlegender Weise voneinander unterscheiden (Selektionsbias), in der einen Gruppe etwa deutlich kränkere Patienten eingeschlossen wurden. Bei der Erhebung der Daten kann es Unterschiede zwischen den Gruppen geben, wenn etwa die Ärzte aufmerksamer gegenüber denjenigen Patienten sind, die ein neues Arzneimittel erhalten (Informations- oder Detektionsbias). Bei der Auswertung ist es möglich, dass eine unterschiedliche Bewertung von Studienabbrechern die Ergebnisse systematisch verzerrt (Verschleißbias, englisch: attrition bias).

Verschiedene Typen von klinischen Studien sind in unterschiedlichem Ausmaß in der Lage, bestimmte Arten von Bias zu kontrollieren – Details zu diesem Thema liefert ▶Kap. 2.2. Neben dem Studientyp spielt für die Vermeidung von Bias aber auch das konkrete Design der Studie (▶Kap. 3) sowie die Auswertung eine Rolle (▶Kap. 5).

2.1.2 Störfaktoren (Confounder)

Neben diesen Bias-Arten können auch Störfaktoren (englisch: confounder) zu Verzerrungen des Therapieeffekts führen, so dass die Größe des Effekts über- oder unterschätzt wird. Confounder haben unabhängig von der untersuchten Intervention, als etwa der Gabe eines Medikaments, Einfluss auf die untersuchte Zielgröße.

Ein Beispiel: In einer Studie wird untersucht, ob ein bestimmtes Arzneimittel das Risiko senkt, an Dickdarmkrebs zu erkranken. Daneben können aber auch andere Faktoren ähnliche Effekte haben, etwa ein hoher Verzehr von Ballaststoffen, ohne jedoch mit der Einnahme des Medikaments im Zusammenhang zu stehen. Ist dieser Faktor in den untersuchten Patientengruppen ungünstig verteilt, nehmen also beispielsweise die Patienten in der Behandlungsgruppe mehr Ballaststoffe zu sich, hat das Auswirkungen auf das Ergebnis der Studie. Stellt sich nun heraus, dass in der Behandlungsgruppe seltener Dickdarmkrebs auftritt als in der Kontrollgruppe, lässt sich nicht sicher sagen, in welchem Ausmaß tatsächlich das untersuchte Arzneimittel dafür verantwortlich ist oder welchen Anteil Confounding durch den unterschiedlichen Ballaststoffverzehr am reduzierten Risiko hat.

2.2   Unterschiede zwischen den Studientypen

Die unterschiedlichen Studientypen, die in der Arzneimittelforschung zum Einsatz kommen, sind in verschiedenem Ausmaß in der Lage, Bias und Confounder zu kontrollieren. Das hat Auswirkungen auf die Aussagekraft der Studie, wenn es um die Wirksamkeit eines Arzneimittels geht (Therapiestudie).

Deshalb ist es wichtig, bei der Beurteilung klinischer Studien zuerst einmal zu überprüfen, um welchen Studientyp es sich handelt. Die dazu notwendigen Informationen finden sich in der Regel im Methodenteil der entsprechenden Publikation (▶Kap. 1.3). Als erstes ist es hilfreich, die Informationen zu den folgenden Fragen herauszufiltern:

- Werden die untersuchten Behandlungen explizit im Rahmen der Studie zugeteilt (etwa ein bestimmtes Arzneimittel) oder beobachtet die Studie Behandlungen oder Einflüsse, die auch ohne die Studie so vorgenommen würden oder vorhanden wären?
- Gibt es in der Studie eine Kontrolle, wird das zu untersuchende Arzneimittel also mit einem anderen Arzneimittel, einem Placebo oder keiner Behandlung verglichen?
- Falls es eine Kontrolle gibt, werden die Patienten nach dem Zufallsprinzip (randomisiert) auf die Behandlungs- und Vergleichsgruppe aufgeteilt?

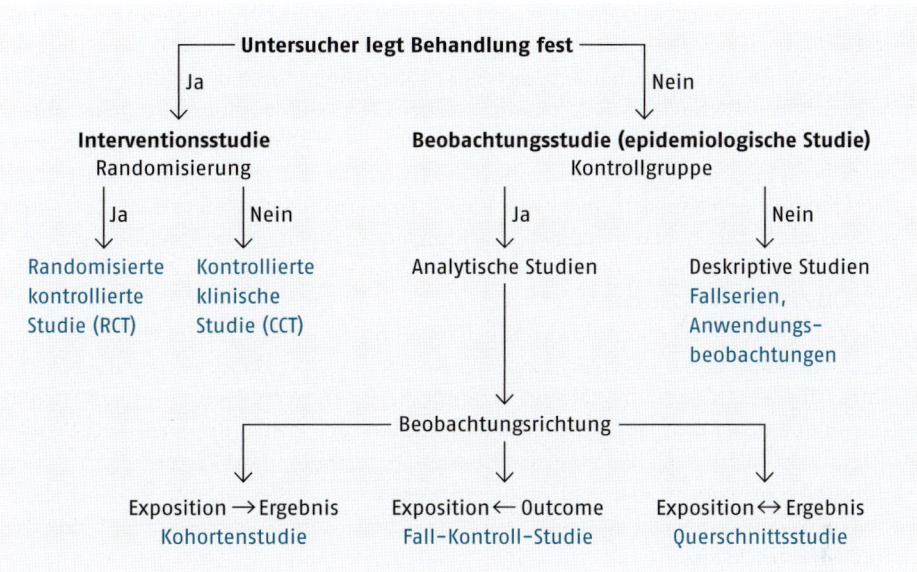

Abb. 2.1 Übersicht über die Einteilung von Studientypen in der klinischen Forschung (Modifiziert nach Günther 2007)

- Wie werden die Probanden beobachtet? Erhalten die Patienten eine Behandlung und werden dann weiter beobachtet (prospektive Betrachtung) oder wird in der Vergangenheit von Patienten mit definierten Merkmalen nach bestimmten Einflussfaktoren oder Behandlungen geforscht (retrospektive Betrachtung)?

Anhand der Antworten lässt sich in ○ Abb. 2.1 schnell nachvollziehen, um welche Art einer klinischen Studie es sich handelt. Dabei wird grundsätzlich zwischen Interventionsstudien (Synonym: experimentelle Studien) und Beobachtungsstudien (Synonym: epidemiologische Studien) unterschieden.

Zu den Interventionsstudien gehören randomisierte und nicht-randomisierte kontrollierte Studien, die sich darin unterscheiden, ob die Probanden der jeweiligen Behandlung nach dem Zufallsprinzip zugeteilt werden. Bei Beobachtungsstudien dagegen gibt es im Rahmen der Studie keine festgelegte Intervention, sondern es werden die Folgen von in der Praxis üblichen Behandlungen oder (Umwelt-)Einflüssen (kurz Exposition) auf die Probanden beobachtet. Auch hier lassen sich weitere Studientypen beschreiben. Wesentliches Unterscheidungsmerkmal dabei ist die Frage, ob es in der Studie eine Kontrollgruppe gibt oder nicht. Eine Kontrollgruppe gibt es bei Kohortenstudien und Fall-Kontroll-Studien (sogenannte analytische Studien), die Kontrollgruppe fehlt dagegen bei Fallberichten, Fallserien oder Anwendungsbeobachtungen (deskriptive Studien).

2.2.1 Fallberichte und Fallserien

Bei Fallberichten wird beobachtet, welche Effekte bei der Behandlung eines Patienten auftreten. Eine Kontrollgruppe fehlt jedoch. Gelegentlich werden einzelne Fallberichte auch zu sogenannten Fallserien zusammengefasst. So könnte eine Fallserie etwa angeben, wie sich ein Erkältungshusten bei Patienten entwickelt, die einen bestimmten Hustensaft einnehmen: nach wie vielen Tagen der Husten verschwindet, wie häufig die Patienten nachts durch den Husten wach werden oder wie lange sie erkältungsbedingt an ihrem Arbeitsplatz fehlen.

An diesem Beispiel wird deutlich, dass bei Fallberichten durch die fehlende Kontrollgruppe nicht unterschieden werden kann, welcher Effekt auf das eingenommene Arzneimittel und welcher Anteil auf andere Faktoren wie den natürlicher Erkrankungsverlauf oder andere Maßnahmen (in unserem Beispiel etwa Bettruhe) zurückzuführen ist. Da in Fallberichten oder Fallserien meist nur eine kleine Anzahl von Menschen untersucht wird, ist es auch fraglich, ob sich die Beobachtungen verallgemeinern lassen.

2.2.2 Querschnittsstudien

Querschnittsstudien erfassen gleichzeitig Expositionsfaktoren und Ergebnis bei einer Gruppe von Menschen im Vergleich zu einer Kontrollgruppe. Dabei werden die Probanden nicht über einen Zeitraum verfolgt, sondern die Daten zu einem bestimmten Stichtag erhoben. Weil dabei die Häufigkeit einer bestimmten Eigenschaft erhoben wird, werden Querschnittsstudien auch als Prävalenzstudien bezeichnet. Ein Beispiel: Eine Querschnittsstudie beobachtet, dass bei 75 % der untersuchten Patienten mit Typ-2-Diabetes niedrige Vitamin-D-Spiegel vorliegen, während das bei stoffwechselgesunden Menschen nur bei 10 % der Fall ist.

Wie dieses Phänomen zustande kommt und ob eine Ursache-Wirkungs-Beziehung zugrunde liegt, lässt sich mit dieser Studie jedoch nicht erklären: Ist ein niedriger Vitamin-D-Spiegel ursächlich für die Entstehung eines Typ-2-Diabetes? Sinkt der Vitamin-D-Spiegel durch die Störungen des Glucosestoffwechsels? Führt die Medikation zu einem Vitamin-D-Mangel? Oder resultieren die niedrigen Vitamin-D-Spiegel aus zu wenig Bewegung im Freien, was zu Übergewicht führt und so die Entstehung eines Typ-2-Diabetes fördert?

Aus solchen Studien lässt sich also beispielsweise nicht ableiten, dass eine Supplementierung mit Vitamin D das Risiko für einen Typ-2-Diabetes verringern könnte.

2.2.3 Fall-Kontroll-Studien

Eine Fall-Kontroll-Studie geht von Probanden mit einer bestimmten Eigenschaft aus, etwa einer Erkrankung. Zurückblickend wird dann in der Studie untersucht, ob sich bei diesen Menschen in ihrer Geschichte häufiger bestimmte Risikofaktoren oder Einflüssen finden als bei Kontrollpersonen, die nicht unter dieser Erkrankung leiden. Die Beobachtung richtet sich also in die Vergangenheit (retrospektive Betrachtungsweise). Eine solche Fall-Kontroll-Studie könnte etwa untersuchen, ob Patienten mit neurologischen Störungen in der Vergangenheit häufiger ein bestimmtes Medikament eingenommen haben als vergleichbare Menschen, bei denen keine neurologischen Probleme aufgetreten sind.

Bei diesem Vorgehen können aber eine Reihe von Verzerrungen auftreten. So lässt sich durch die retrospektive Betrachtung nicht sicherstellen, dass sich die Probanden tatsächlich an die Einnahme des Arzneimittels erinnern (recall bias) oder die Krankenakte in diesem Aspekt vollständig ist. Auch können eine ganze Reihe von Einflussfaktoren außer dem Arzneimittel für die beobachtete Erkrankung verantwortlich sein. Das erschwert auch die Auswahl von angemessenen Kontrollen (Matching).

Diese Probleme führen dazu, dass es zum einen nicht klar ist, ob die Beobachtungs- und die Kontrollgruppe tatsächlich gleich ist (unsichere Strukturgleichheit) und ob sich die Gruppen auch hinsichtlich der zur Verfügung stehenden Informationen nicht unterscheiden (fehlende Beobachtungsgleichheit).

Fall-Kontroll-Studien werden auch häufig eingesetzt, um etwa bei Ausbrüchen von Infektionserkrankungen nach der Ansteckungsquelle zu suchen, und bilden dabei meist das einzig mögliche Studiendesign. Welche grundlegenden Probleme dabei aber auftreten können, hat die Untersuchung des Ausbruchs von enterohämorrhagischen Escherichia-coli-Infektionen (EHEC) im Jahr 2011 gezeigt:

Die betroffenen Patienten wurden durch Mitarbeiter des Robert-Koch-Instituts befragt, welche Lebensmittel sie im vermuteten Zeitraum der Infektion zu sich genommen hatten. Auf dieser Basis fiel der Verdacht zuerst auf Salate, Gurken und Tomaten, die erkrankte Patienten häufiger verzehrt hatten als gesunde Kontrollen. Schließlich stellten sich aber rohe Sprossen als Infektionsquelle heraus. An deren Verzehr erinnerten sich die betroffenen Patienten aber erst bei expliziter Nachfrage. In vielen Fällen waren Sprossen in kleineren Mengen als Bestandteil oder Dekoration von Salaten verwendet worden und fielen in der zurückblickenden Betrachtung deshalb den Patienten nicht auf. Der Salat war den Patienten also besser im Gedächtnis geblieben als die eigentliche Infektionsursache.

2.2.4 Kohortenstudien

Bei einer Kohortenstudie werden Probanden mit bestimmten Einflüssen mit einer Kontrollgruppe verglichen, bei denen dieser Einfluss fehlt. Ein Beispiel ist etwa eine Studie, die beobachtet, wie häufig Darmkrebs in Abhängigkeit von der Menge der zugeführten Ballaststoffe auftritt. Dazu werden Menschen mit einem hohen Verzehr an Ballaststoffen mit solchen verglichen, die nur wenige Ballaststoffe zu sich nehmen. Im Rahmen der Studie zählen die Forscher dann diejenigen Patienten, bei denen Darmkrebs auftritt und vergleichen die Häufigkeiten in den beiden Gruppen.

Eine Kohortenstudie untersucht also prospektiv das Auftreten einer bestimmten Erkrankung oder bestimmter Ereignisse und beobachtet dabei die Probanden in Behandlungs- und Kontrollgruppe kontinuierlich über einen längeren Zeitraum. Deshalb werden Kohortenstudien auch zu den Längsschnittstudien gerechnet.

Der Beginn einer Kohortenstudie liegt in der Regel in der Gegenwart. Allerdings gibt es auch „historische Kohortenstudien", bei denen der Beginn (und gelegentlich auch das Ende) der Studie in der Vergangenheit liegen. Ein solches Studiendesign findet sich etwa bei Fragestellungen, die mit Hilfe von Registerdaten beantwortet werden sollen. Ein Beispiel: Eine Studie nutzte die Daten aus Krankenkassenregistern in Dänemark. Dabei untersuchte sie eine Kohorte von Frauen, die hormonelle Kontrazeptiva anwendete. Prospektiv wurde für diese Frauen in den Registerdaten verfolgt, ob bei ihnen häufiger Thromboembolien auftraten als bei Frauen, die keine oder nicht-hormonelle Verhütungsmethoden nutzten. Bei diesem Studiendesign ist die Beobachtungsrichtung also ebenfalls prospektiv. Komplexere Studiendesigns von Kohortenstudien nutzen zusätzliche Elemente von Fall-Kontroll-Studien (etwa in Kohortenstudien „eingebettete" Fall-Kontrollstudien oder Fall-Kohorten-Studien).

Die Beispiele zeigen, welche Arten von Verzerrungen möglicherweise bei Kohortenstudien auftreten können: So ist nicht gewährleistet, dass die Probanden in der Untersuchungs- und Kontrollgruppe tatsächlich zu Beginn der Studie gleiche Eigenschaften aufweisen. Eventuell sind im Beispiel der Studie zum Thromboembolie-Risiko in der Untersuchungsgruppe mehr Frauen eingeschlossen, die wegen kardiovaskulärer Grunderkrankungen nicht schwanger werden sollten – bei ihnen könnte unter Umständen aber auch die Erkrankung selbst und nicht das hormonelle Kontrazeptivum zu einer Thromboembolie geführt haben. Oder ein fehlender Unterschied zwischen den untersuchten Gruppen könnte dadurch entstehen, dass der Kontrollgruppe mehr Frauen mit familiärem Risiko zugeteilt waren, bei denen der Arzt aus gesundheitlichen Gründen von hormonellen Kontrazeptiva abgeraten hatte. Aus solchen und ähnlichen Gründen ist bei Kohortenstudien die Strukturgleichheit zwischen den untersuchten Gruppen in vielen Fällen nicht gewährleistet.

Bekannte Confounder können bei Kohortenstudien über statistische Verfahren berücksichtigt werden. Dieses Vorgehen wird als Adjustierung bezeichnet. Allerdings funktioniert dieses Vorgehen nicht für unbekannte Störfaktoren, die ungleichmäßig zwischen Behandlungs- und Kontrollgruppe verteilt sein können.

2.2.5 Randomisierte kontrollierte Studien

Bei randomisierten kontrollierten Studien (RCT) gibt es eine Kontrollgruppe. Zusätzlich werden die Patienten durch ein Zufallsverfahren auf Behandlungs- und Kontrollgruppe aufgeteilt. Dadurch lässt sich die Strukturgleichheit zwischen den Gruppen gewährleisten. Da es sich bei randomisierten kontrollierten Studien um prospektive Studien handelt, liegt bei angemessener Durchführung (▸ Kap. 3) auch Behandlungsgleichheit zwischen den beiden Gruppen vor.

Kontrollierte klinische Studien, bei denen zwar eine Kontrollgruppe vorhanden ist, die Patienten aber nicht randomisiert zugeteilt werden, gelten im Hinblick auf ihre Aussagekraft in Bezug auf die Wirksamkeit einer Arzneitherapie als eine Sonderform der Kohortenstudien.

2.3 Welche Evidenz gebraucht wird

Die häufigsten Fragen in der Apotheke beschäftigen sich damit, ob ein Mittel bei einer bestimmten Erkrankung den Gesundheitszustand verbessert (therapeutische Fragestellungen) oder die Entstehung einer Erkrankung verhindert beziehungsweise verzögert (präventive Fragestellungen). Um solche Fragen zuverlässig beantworten zu können, braucht man eine Studie, die so angelegt ist, dass Bias und Confounding so wenig wie möglich das Ergebnis beeinflussen können. In den vorhergehenden Abschnitten wurde detailliert beschrieben, dass sich diese Voraussetzungen am ehesten bei prospektiven Studien finden, bei denen die Therapie mit einer Kontrollbehandlung verglichen wird. Zusätzlich müssen die Patienten in Behandlungs- und Kontrollgruppe in den wesentlichen Punkten vergleichbar sein.

Diese Kriterien treffen vollständig nur bei randomisierten kontrollierten Studien zu. Weil sie in Fragen der Therapie und Prävention bei qualitativ hochwertiger Durchführung das geringste Potential für systematische Verzerrungen aufweisen und Confounder aufgrund der Randomisierung gut kontrollieren können, gelten randomisierte kontrollierte Studien bei solchen Fragestellungen auch als „Goldstandard".

Dass andere Studientypen bei der Frage nach der Wirksamkeit einer Therapie oder von präventiven Maßnahmen in die Irre führen können, haben in der Vergangenheit zahlreiche Beispiele gezeigt. So fanden sich in epidemiologischen Studien bei Rauchern erniedrigte Blutspiegel von antioxidativen Vitaminen. Eine Supplementierung mit Betacarotin

◻ **Tab. 2.1** Vergleich von verschiedenen Studientypen (modifiziert nach Günther 2007)

	Randomisierte kontrollierte Studie	Kohortenstudie	Fall-Kontroll-Studie	Fallserien
Untersuchungsfokus	Intervention, etwa Arzneimittelgabe	Patient	Patient mit Erkrankung	Patient oder Arzneimittel
Datenerhebung	Prospektiv	In der Regel Prospektiv	Retrospektiv	Prospektiv
Methodische Merkmale	Verblindung, Kontrollgruppe, Randomisierung mit verdeckter Zuteilung	Keine Intervention bei der Kontrollgruppe	Kontrollen: Menschen ohne Erkrankung	Keine Kontrollgruppe
Beispiel	Vergleichende Beobachtung der Raten an Amputationen bei Diabetikern, die mit Metformin oder einem neuen Antidiabetikum behandelt werden	Vergleichende Beobachtung von Frauen in den Wechseljahren, die Hormone anwenden oder nicht, im Hinblick auf auftretende Krebserkrankungen	Zurückverfolgung bei Patienten mit Leberschäden, ob sie zu einem früheren Zeitpunkt ein bestimmtes Medikament eingenommen hatten oder nicht	Beobachtung von Patienten, die einen neuen Hustensaft einnehmen
Konsequenzen des Studiendesigns (Auswahl)	Hohes Vertrauen in Struktur- und Beobachtungsgleichheit zwischen den Gruppen	Beobachtungsgleichheit gegeben, aber unsichere Strukturgleichheit (weil der Arzt möglicherweise bei bestimmten Risikofaktoren darauf verzichtet hat, eine Hormontherapie zu verordnen; Frauen in der Behandlungsgruppe unterscheiden sich also möglicherweise im Hinblick auf das Basisrisiko für Krebserkrankungen von denen in der Kontrollgruppe	Unsichere Strukturgleichheit (bei Menschen in der Behandlungsgruppe könnten schon vorher Leberschäden bestehen), fehlende Beobachtungsgleichheit (unklar, ob weitere Risikofaktoren für Leberschäden vorhanden sind)	Beschreibung von Einzelfällen, Verallgemeinerbarkeit fraglich

2

im Rahmen eines RCT hatte aber keine positiven Auswirkungen auf den Gesundheitszustand der Patienten – vielmehr erhöhte sich das Risiko für Lungenkrebs.

Einen vergleichenden Überblick über die Merkmale verschiedener Studientypen und ihr Verzerrungspotential bei Untersuchungen zu Therapie und Prävention liefert ◻ Tab. 2.1.

2.3.1 Evidenzhierarchien

Wie bereits erläutert, unterscheiden sich die beschriebenen Studientypen darin, wie gut sie das Risiko für Verzerrungen durch Bias und Confounder kontrollieren. Um diese Unterschiede anschaulich darzustellen, wurden verschiedene Systeme für Evidenzhierarchien (◻ Tab. 2.2) entwickelt, die manchmal auch in Form einer Pyramide dargestellt werden.

Zu beachten ist jedoch, dass solche Evidenzhierarchien jeweils immer auf die jeweilige klinische Frage zugeschnitten sind. So bilden randomisierte kontrollierte Studien beziehungsweise systematische Übersichtsarbeiten auf der Basis von randomisierten kontrollierten Studien (▸ Kap. 7) nur für Fragen der Therapie und Prävention die beste Evidenz.

Davon abweichende Fragestellungen lassen sich jedoch mit anderen Studientypen besser beantworten: Für die Frage nach der Genauigkeit von diagnostischen Tests etwa sind am besten Querschnittsstudien geeignet, bei denen gleichzeitig der Test und ein Referenzstandard verwendet werden. Auch Erhebungen zur Häufigkeit (Prävalenz) einer Erkrankung werden sinnvollerweise mit Hilfe von Querschnittsstudien durchgeführt.

Was solche Evidenzhierarchien jedoch nur unzureichend abbilden können, ist das Verzerrungspotential einer Studie aufgrund von Qualitätsmängeln bei der Durchführung und Auswertung. Darin besteht ein wesentlicher Nachteil solcher starren Hierarchien. Aus diesem Grund werden Evidenzhierarchien inzwischen nur noch als grobe Orientierung genutzt, beispielsweise um je nach Fragestellung die Studien mit der besten Aussagekraft zu suchen (▸ Kap. 9). Ist eine genauere Beurteilung und Graduierung der verfügbaren Evidenz aus klinischen Studien notwendig, etwa bei der Entwicklung von Leitlinien, werden in der Regel detailliertere Instrumente verwendet, etwa GRADE (▸ Kap. 8.7).

2.3.2 Wenn Daten aus RCTs fehlen

Auch wenn randomisierte kontrollierte Studien prinzipiell als „beste Evidenz" bei therapeutischen und präventiven Fragestellungen gelten, liegen nicht immer ausreichend Daten aus solchen Studien vor oder fehlen sogar vollständig. Das ist etwa der Fall, wenn zur Untersuchung der interessierenden Endpunkte eine zu lange Studiendauer oder eine zu große Fallzahl nötig wären, um einen Effekt nachzuweisen.

Diese Konstellation kann beispielsweise bei sehr seltenen unerwünschten Wirkungen einer Arzneimitteltherapie auftreten: Wenn die entsprechenden randomisierten kontrollierten Studien (etwa in Phase III der klinischen Prüfung) nicht ausreichend viele Patienten eingeschlossen haben, sind diese Nebenwirkungen entweder überhaupt nicht aufgetreten oder nur in einer so kleinen Anzahl, dass keine statistisch valide Aussage möglich ist. In solchen Fällen lassen sich entsprechende Erkenntnisse möglicherweise nur aus Fall-Kontroll-Studien oder sogar aus einzelnen Fallberichten ableiten – immer mit dem Risiko der beschriebenen Verzerrungen.

In anderen Fällen sind randomisierte kontrollierte Studien aus ethischen Gründen schwierig oder unmöglich. Das gilt etwa, wenn inzwischen bekannt ist, dass eine Behandlung oder die Kontrollintervention nicht akzeptable Risiken birgt oder schädlich ist, auch

◻ **Tab. 2.2** Beispiele für unterschiedliche Systeme zur Einteilung von Evidenzgraden für Studien zu Therapie oder Prävention

Nach Oxford Centre for Evidence-Based Medicine (Auswahl, Version 1, 2009)		Nach Scottish Intercollegiate Guidelines Network (SIGN)	
1a	Systematische Übersichtarbeiten von RCT (homogene Studienlage)	1++	Qualitativ hochwertige Metaanalysen, systematische Übersichtarbeiten von RCT oder RCT mit sehr niedrigem Risiko für Bias
1b	Einzelner RCT mit hoher Qualität und Präzision des Effektschätzers	1+	Ordentlich durchgeführte Metaanalysen, systematische Übersichtarbeiten oder RCT mit niedrigem Risiko für Bias
2a	Systematische Übersichtsarbeiten von Kohortenstudien (homogene Studienlage)	1−	Metanalysen, systematische Übersichtarbeiten oder RCT mit hohem Risiko für Bias
2b	Einzelne Kohortenstudie oder RCT mit niedriger Qualität	2++	Qualitativ hochwertige systematische Übersichtsarbeiten von Fall-Kontroll- oder Kohortenstudien; qualitativ hochwertige Fall-Kontroll- oder Kohortenstudien mit sehr niedrigem Risiko für Confounding oder Bias und einer hohen Wahrscheinlichkeit für einen kausalen Zusammenhang
3a	Systematische Übersichtarbeiten von Fall-Kontroll-Studien (homogene Studienlage)	2+	Ordentlich durchgeführte Fall-Kontroll- oder Kohortenstudien mit niedrigem Risiko für Confounding oder Bias und einer mittleren Wahrscheinlichkeit für einen kausalen Zusammenhang
3b	Einzelne Fall-Kontroll-Studie	2−	Fall-Kontroll- oder Kohortenstudien mit hohem Risiko für Confounding oder Bias und einem bedeutsamen Risiko, dass der Zusammenhang nicht kausal ist
4	Fallserien und Kohorten-/Fall-Kontroll-Studien mit niedriger Qualität	3	Deskriptive Studien, z. B. Fallstudien oder Fallserien
5	Expertenmeinungen ohne kritische Wertung der Studienlage oder basiert auf physiologischen/pharmakologischen Überlegungen bzw. Laborversuchen	4	Expertenmeinungen

wenn das Ausmaß nicht genau quantifiziert werden kann. Beispiele sind etwa Untersuchungen mit Kanzerogenen wie Tabakrauch oder Studien an Schwangeren mit Arzneistoffen, die im Verdacht stehen, möglicherweise teratogen zu wirken.

Wenn in solchen Fällen die Evidenz aus Beobachtungsstudien abgeleitet werden muss, ist immer zu bedenken, dass diese Studiendesigns wegen der meist unzureichenden Kontrolle von Bias und/oder Confoundern im strengen Sinn keine Kausalität nachweisen können, sondern lediglich mehr oder weniger starke Anhaltspunkte für eine Hypothese liefern. Zeigt eine Kohortenstudie beispielsweise, dass in der Gruppe mit Exposition das beobachtete Ergebnis häufiger vorkommt als in der Kontrollgruppe, sprechen Statistiker daher korrekt lediglich von einer Assoziation. Bei der Interpretation ist also immer zu beachten, ob die Studienautoren in der Auswertung der Daten auch mögliche andere Einflüsse berücksichtigen (etwa durch Anwendung statistischer Verfahren zur Adjustierung) und in der Diskussion auf eventuelle Limitierungen, etwa durch unbekannte Confounder, ausreichend eingehen.

2.4   Studientypen in der Entwicklung von Arzneimitteln

Im Laufe der Arzneimittelentwicklung werden eine ganze Reihe von Studientypen eingesetzt. Zu Beginn der Testung eines neuen Medikaments stehen in der Regel Labor- und Tierversuche zu Wirkung und Toxizität, bevor die Phase der klinischen Studien, also der Erprobung am Menschen beginnt. Dafür gibt es eine Reihe von formalen und inhaltlichen Anforderungen, etwa ein festgelegter Prüfplan, eine ausreichenden Aufklärung der beteiligten Probanden, das informierte Einverständnis, Abschluss einer Probanden-Versicherung durch den Hersteller, das positive Votum einer Ethikkommission, die Genehmigung durch die zuständige Behörde und viele mehr. Diese Anforderungen sind inzwischen international einheitlich festgelegt (ICH-GCP-Guideline, ICH: International Conference on Harmonization, GCP: Good Clinical Practice). Die klinischen Studien für ein Arzneimittel werden in der Regel in vier Phasen eingeteilt (◻ Tab. 2.3). Nur wenn das Arzneimittel in einer bestimmten Phase zufriedenstellende Ergebnisse erzielt, schreitet die Entwicklung in die nächste Phase voran.

2.4.1   Phase I

In Phase-I-Studien wird das neue Arzneimittel zum ersten Mal an Menschen getestet. Deshalb werden in dieser Phase meist nur relativ wenige Probanden eingesetzt, bei denen es sich in der Regel um gesunde jüngere Männer handelt. Untersucht werden meist Verträglichkeit, Effekte im Hinblick auf die Wirkung und notwendige Dosierung sowie Unterschiede zwischen Einfach- und Mehrfachdosierung, so dass der Hersteller erste Informationen über Pharmakodynamik und Pharmakokinetik im menschlichen Körper gewinnen kann. Dazu werden in der Regel nicht nur Blutspiegel des Wirkstoffs gemessen, sondern auch weitere Parameter erhoben (etwa Leberwerte, Blutbild, Blutdruck, EKG). Phase-I-Studien werden auch als humanpharmakologische Studien bezeichnet.

2.4.2   Phase II

In Phase-II-Studien kommt das Arzneimittel erstmals an Patienten mit der vorgesehenen Indikation zum Einsatz. In Fokus der Untersuchung stehen hier die Fragen von Wirksamkeit und Verträglichkeit bei dem behandelten Krankheitsbild sowie Einflüssen der

Tab. 2.3 Übersicht über die Phasen von klinischen Studien (modifiziert nach Günther 2007)

Phase	Probanden	Fragestellungen (Auswahl)
I	Kleine Anzahl gesunder Probanden (10–30, je nach Indikation und Risiken der Behandlung auch mehr oder weniger)	Übertragbarkeit der Ergebnisse aus Tierversuchen im Hinblick auf physiologische Parameter, Pharmakokinetik und Verträglichkeit bei gesunden Probanden
II	Kleinere Anzahl an Patienten mit der untersuchten Erkrankung (ca. 100–300, unter Umständen auch mehr), relativ homogene Gruppe	Erste Versuche zur Wirksamkeit, Pharmakokinetik und Verträglichkeit bei Patienten, Dosisfindung
III	Größere Anzahl an Patienten (bis zu 1 000 oder mehr) mit der untersuchten Erkrankung, weniger einheitliche Patientengruppe als in Phase II	Valider Nachweis der Wirksamkeit, Einschätzung des Nutzen–Risiko-Verhältnisses, Vergleich mit Placebo oder anderer Therapie
IV	Üblicherweise Patienten aus der Versorgungspraxis, eventuell mit bestimmten Charakteristika, etwa Komorbiditäten	Wirksamkeit und Risiken unter realen Bedingungen, manchmal auch weitere Vergleiche mit anderen Therapien

Erkrankung auf die Pharmakokinetik. Auch werden Dosisfindungsstudien bei den Patienten durchgeführt. Phase-II-Studien werden in der Regel nur mit dem interessierenden Arzneimittel durchgeführt, manchmal aber auch bereits mit einem Vergleichsarm (Placebo oder aktive Kontrolle). Häufig werden in dieser Phase nur Surrogatparameter erfasst, etwa die Knochendichte bei Osteoporose-Patienten (▶ Kap. 6.1) und die Studiendauer ist im Vergleich zur späteren Behandlungsdauer relativ kurz. Aus diesen Gründen und wegen der meist nicht sehr großen Patientenzahlen lassen sich aus Phase-II-Studien in der Regel noch keine definitiven Wirksamkeitsnachweise ableiten. Deshalb gelten die Studien in dieser Phase auch als explorative Therapiestudien, die zur Hypothesengenerierung für spätere Studienphasen genutzt werden.

2.4.3 Phase III

Für valide Aussagen zu Wirksamkeit und Verträglichkeit, wie sie für den Zulassungsantrag erforderlich sind, sind in der Regel Phase-III-Studien notwendig. Deshalb werden Phase-III-Studien in der Regel als randomisierte kontrollierte Studien durchgeführt, im Idealfall mit einer großen Zahl an Patienten, über einen längeren Zeitraum und mit patientenrelevanten Endpunkten (▶ Kap. 6.1). Je nach Indikation können solche Studien mehrere tausend Versuchspersonen umfassen und über mehrere Jahre laufen. Damit soll eine Einschätzung von Nutzen und Risiken möglich sein. Phase-III-Studien werden auch als konfirmatorische Therapiestudien bezeichnet. In Einzelfällen, etwa bei sehr dringendem therapeutischen Bedarf, kann die Zulassung auch bereits erteilt werden, wenn die Phase-III-Studien noch nicht abgeschlossen sind.

2.4.4 Phase IV

Klinische Studien werden auch noch nach der Zulassung durchgeführt. Die sogenannten Phase-IV-Studien sollen Nutzen und Risiken des Arzneimittels unter den realen Versorgungsbedingungen untersuchen. Damit können etwa die Einflüsse von Begleiterkrankungen abgeschätzt werden, die in den Zulassungsstudien nicht untersucht wurden. Auch weitere Vergleiche mit anderen Therapien können in dieser Phase durchgeführt werden. Für diese Phase-IV-Studien gelten die gleichen Regeln wie für die klinischen Studien der vorhergehenden Phasen.

2.4.5 Weitere Studien nach der Zulassung

Daneben werden nach der Zulassung aber auch noch nicht-interventionelle Studien durchgeführt, bei denen die Gabe des Arzneimittels nicht im Rahmen der Studie erfolgt, sondern während einer herkömmlichen Behandlung durch den Arzt. Ein Beispiel: In den Zulassungsstudien können etwa Signale auf mögliche gefährliche, aber sehr seltene Nebenwirkungen auftreten, die aus statistischen Gründen (nicht ausreichende Fallzahl, zu kurze Laufzeit) jedoch nicht quantifiziert und bewertet werden können. Dann kann die Zulassungsbehörde etwa die Auflage machen, dass der Hersteller nach der Zulassung epidemiologische Studien mit Patienten durchführen muss, die das Arzneimittel von ihrem Arzt verordnet bekommen.

Viele nicht-interventionellen Studien nach der Zulassung werden jedoch durch den Hersteller initiiert. Dazu gehören auch die Anwendungsbeobachtungen, bei denen im Vergleich zu klinischen Prüfungen vereinfachte Regeln gelten (etwa nur Anzeige- statt Genehmigungspflicht). Mit diesen Untersuchungen können Erkenntnisse etwa zu Nebenwirkungen oder Adhärenzproblemen in der Praxis gewonnen werden.

Allerdings wird auch häufig der fehlende wissenschaftliche Anspruch von Anwendungsbeobachtungen bemängelt, so dass der Verdacht naheliegt, dass in vielen Fällen die Anwendungsbeobachtungen als Marketinginstrument missbraucht werden. Durch die honorierte Teilnahme an einer scheinbar wissenschaftlichen Auswertung können so etwa Ärzte dazu motiviert werden, dass neue Arzneimittel bevorzugt zu verschreiben.

3 Qualitätskriterien im Design von randomisierten kontrollierten Studien

Ihre Kollegin hat einen Werbeprospekt für ein neues OTC-Präparat aufmerksam gelesen. „Das Mittel wurde in zwei randomisierten kontrollierten Studien untersucht", berichtet sie begeistert. „Dann ist es doch sicher, dass die Wirksamkeit tatsächlich erwiesen ist. Soll ich gleich das Einführungsangebot bestellen?"

Wie im letzten Kapitel ausführlich beschrieben, lässt sich nicht mit allen Arten von Studientypen im gleichen Maß belegen, dass tatsächlich ein kausaler Zusammenhang zwischen der Einnahme eines Arzneimittels und der Verbesserung des Gesundheitszustands besteht. Der Einfluss anderer Faktoren, die die Ergebnisse in klinischen Studien verzerren können, wird am besten durch randomisierte kontrollierte Studien reduziert, die deshalb auch als „Goldstandard" in der Beurteilung von Fragen zu Prävention und Therapie gelten (▶ Kap. 2.3).

So lassen sich mit Hilfe der Kontrollgruppe Effekte durch das zu testende Arzneimittel von anderen Einflussfaktoren unterscheiden. Die zufällige (randomisierte) und verdeckte Zuteilung der Patienten in Behandlungs- oder Kontrollgruppe sorgt dafür, dass sich die Patienten in den beiden Gruppen nicht systematisch unterscheiden. Allerdings können bei randomisierten kontrollierten Studien auch noch weitere Arten von Bias auftreten (○ Abb. 3.1).

Systematische Unterschiede zwischen den beiden Gruppen im Hinblick auf die Behandlung im Verlauf der Studie und bei der Bewertung der Ergebnisse lassen sich durch Verblindung möglichst aller Beteiligten verhindern. Um den Einfluss von Bias durch eine unterschiedliche Anzahl von Studienabbrechern in den Gruppen zu minimieren, müssen auch geeignete Auswerteverfahren zum Einsatz kommen (▶ Kap. 5.1).

Allerdings kann ein unsachgemäßes Vorgehen dazu führen, dass diese Prinzipien nicht zum gewünschten Erfolg führen, Verzerrungen durch systematische Fehler also nicht im vorgesehenen Ausmaß einschränken. Deshalb sollte der Leser bei der Beurteilung einer randomisierten kontrollierten Studie immer auch die Details der Umsetzung prüfen. Die folgenden Abschnitte erläutern, welche Aspekte bei der Auswahl und Gestaltung der Kontrollbehandlung (▶ Kap. 3.1), bei der Durchführung von Randomisierung (▶ Kap. 3.2) und Verblindung (▶ Kap. 3.3) dabei besonders zu beachten sind.

Die notwendigen Angaben dazu sollten sich im Methodenteil der Publikation finden – so fordert es das CONSORT-Statement, ein Standard für die Berichterstattung über randomisierte kontrollierte Studien (▶ Kap. 1.3).

3

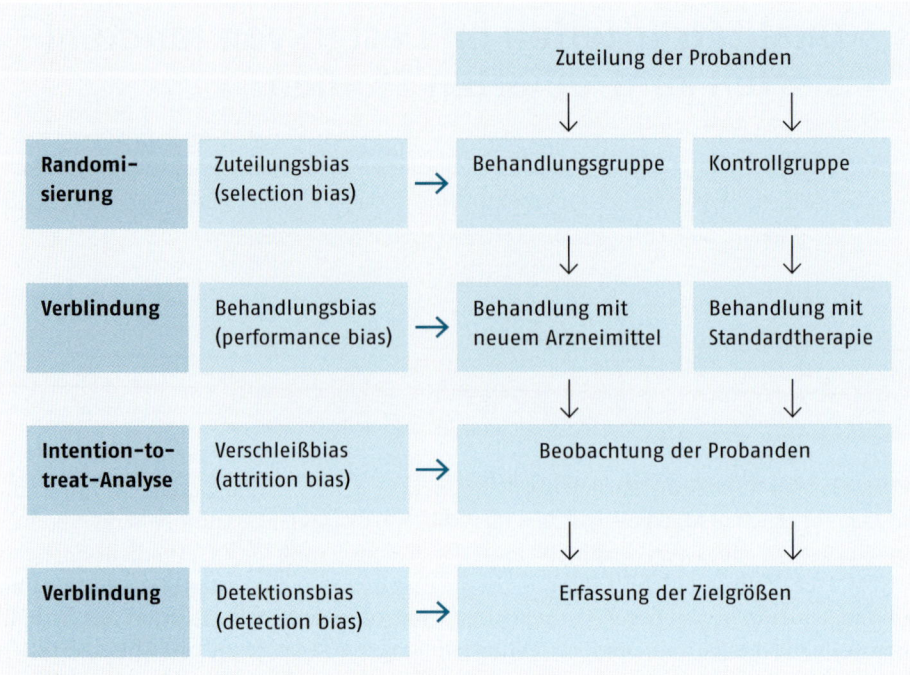

○ Abb. 3.1 Mögliche Quellen für Bias in randomisierten kontrollierten Studien und Möglichkeiten der Abhilfe (nach Greenhalgh 2014)

3.1 Die richtige Kontrolle

Der Einsatz einer Kontrollgruppe ermöglicht die Feststellung, welcher Teil des Behandlungserfolges auf das zu untersuchende Medikament und welcher Teil auf andere Einflüsse zurückzuführen ist. Fehlt eine Kontrollgruppe, ist das nicht immer klar:

Bei Erkrankungen mit einer hohen Tendenz zur Selbstheilung, etwa einer Erkältung, kann sich das Krankheitsbild auch von selbst verbessert haben. Bei vielen chronischen Erkrankungen sind der Verlauf und der jeweilige Schweregrad von Patient zu Patient sehr verschieden, etwa das Auftreten von Komplikationen an der Niere bei einem Diabetes mellitus. Besonders bei Erkrankungen, die in Schüben verlaufen, etwa bei einer rheumatoiden Arthritis oder bei chronisch-entzündlichen Darmerkrankungen, folgen auf Phasen mit einer hohen Krankheitsaktivität in der Regel auch ohne äußere Einflüsse Zeiträume, in denen der Patient nahezu beschwerdefrei ist (Remissionsphasen).

Schließlich gibt es außer der medikamentösen Behandlung in vielen Fällen auch weitere Faktoren, die den Krankheitszustand oder die Symptome beeinflussen: So können sich bestimmte Erkrankungen und Zustände etwa durch psychische Einflüsse, etwa durch die Zuwendung des Arztes oder des Pflegepersonals, verbessern. Auf der Seite des Patienten gehören auch Ernährungs- und Bewegungsverhalten, Rauchen, beispielsweise bei Erkältungen auch andere unterstützende Maßnahmen wie Bettruhe zu den möglichen Einflussfaktoren.

Wichtig ist es deshalb, dass sich Behandlungs- und Kontrollgruppe tatsächlich nur in der zu untersuchenden Intervention, in der Regel also dem zu untersuchenden Arznei-

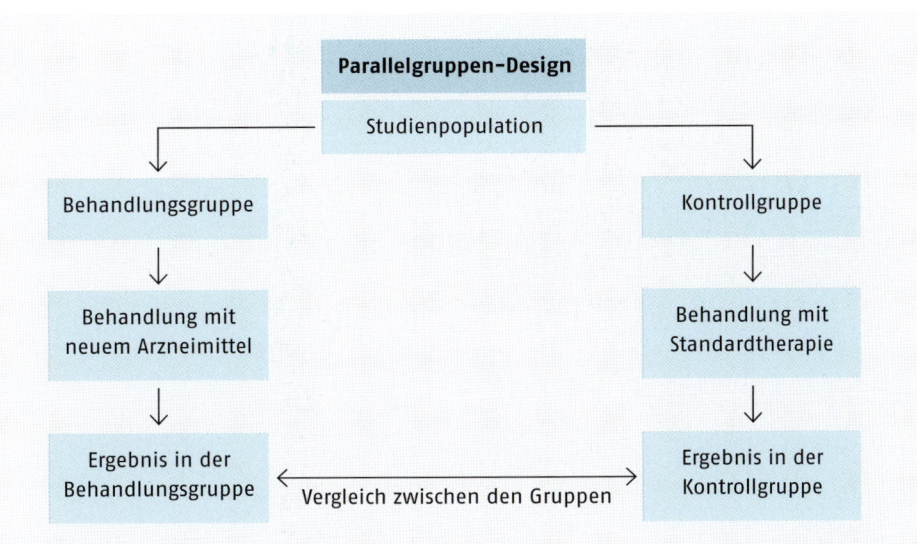

Parallelgruppen-Design

Studienpopulation

Behandlungsgruppe

Kontrollgruppe

Behandlung mit neuem Arzneimittel

Behandlung mit Standardtherapie

Ergebnis in der Behandlungsgruppe

Vergleich zwischen den Gruppen

Ergebnis in der Kontrollgruppe

○ **Abb. 3.2** Parallelgruppen-Design (nach Günther 2001)

mittel, unterscheiden. Damit der Leser diesen Aspekt überprüfen kann, muss die Behandlung in der Publikation der Studie ausreichend detailliert beschrieben sein.

Kontrollgruppen können bei klinischen Studien in zwei Formen gestaltet werden. Die häufigste Form ist das Parallelgruppen-Design (○ Abb. 3.2). Dabei werden aus den Probanden zwei Gruppen gebildet, die gleichzeitig („parallel") behandelt werden. Eine der Gruppen erhält das zu untersuchende Arzneimittel, die andere Gruppe die Kontrollbehandlung.

Daneben ist aber auch das sogenannte Cross-Over-Design möglich (○ Abb. 3.3):Dabei erhält ein Teil der Probanden zuerst das neue Arzneimittel, der andere Teil die Kontrollbehandlung. Nach einer angemessenen Auswaschphase (englisch: wash out), also einem behandlungsfreien Intervall, wechseln die Behandlungsgruppen. Damit soll vermieden werden, dass sich Effekte der ersten Behandlung mit denen der zweiten Behandlung überschneiden.

Das Cross-Over-Design hat den Vorteil, dass es intraindividuelle Vergleiche erlaubt und deshalb weniger Probanden in die Studie aufgenommen werden müssen. Problematisch ist allerdings, die jeweils angemessene Auswaschphase zu bestimmen. Bei zu kurzen Auswaschphasen können Überhangeffekte (englisch: carry over) entstehen, die das Ergebnis der Studie verzerren. Hinzu kommt, dass das Design nur für Erkrankungen geeignet ist, bei denen zeitweise auf eine Behandlung verzichtet werden kann. Außerdem müssen sich die Effekte der Behandlung schnell entwickeln und ebenso schnell wieder abklingen. Zudem darf sich der Schweregrad des Krankheitsbildes im Laufe der Studie nicht verändern, ebenso darf auch keine der Behandlungen zu einer vollständigen Heilung führen. Diese Voraussetzungen sind nur für die wenigsten Indikationen erfüllt, so dass in den allermeisten Fällen auf ein Parallelgruppen-Design zurückgegriffen wird.

Häufig wird ein neues Arzneimittel mit einer bisherigen Therapie verglichen (aktive Kontrolle). Dabei sollte der Leser darauf achten, dass die Kontrollbehandlung tatsächlich nach dem Stand der Wissenschaft erfolgt, das Vergleichsmittel also auch wirklich die Standardtherapie in diesem Fall darstellt. Wichtig ist auch die Dosierung: Ist das Mittel in

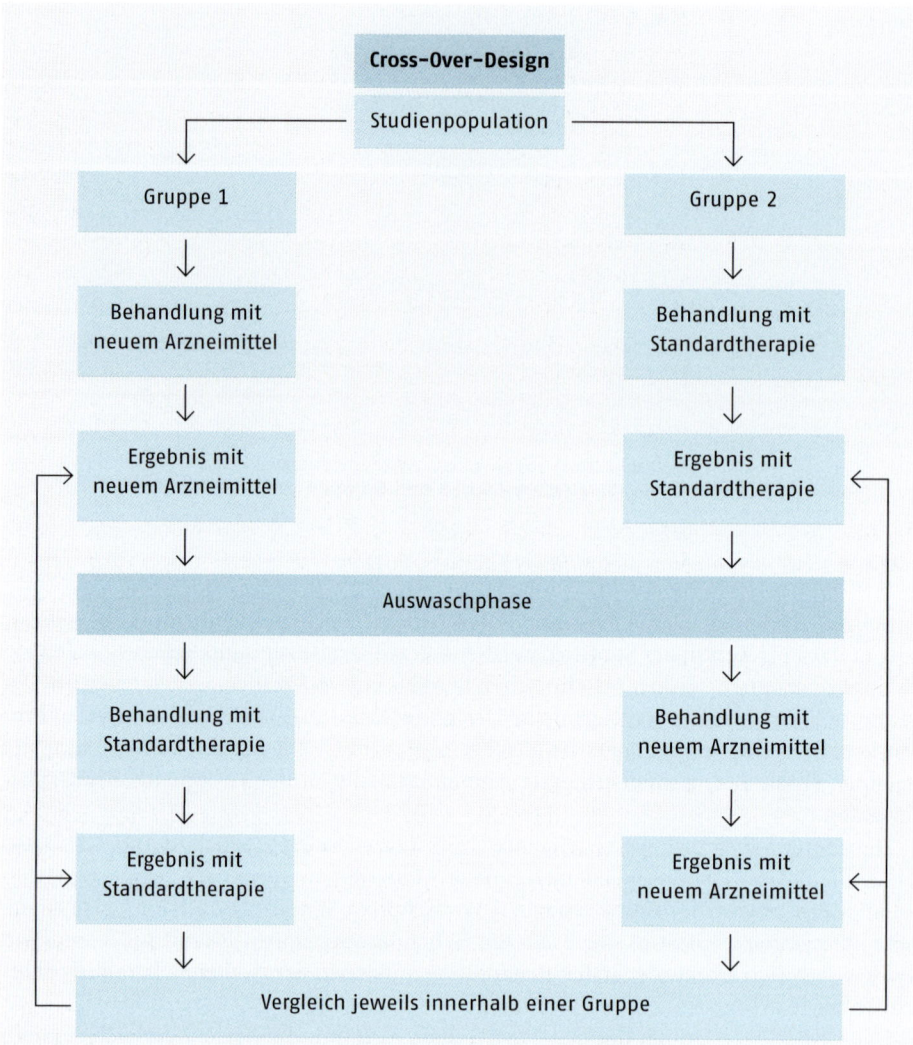

Abb. 3.3 Cross-over-Design (nach Günther 2001)

der Kontrollgruppe zu niedrig dosiert, wird der Effekt des neuen Mittels überschätzt. Eine zu hohe Dosierung der Kontrollbehandlung kann dagegen den Vergleich im Hinblick auf die Nebenwirkungen der Therapie verzerren.

Ein Vergleich mit Placebo ist nur in wenigen Fällen ethisch gerechtfertigt. Das ist etwa dann der Fall, wenn keine Standardtherapie zur Verfügung steht, keine Behandlung beziehungsweise Zuwarten bei leichteren Krankheitsverläufen ebenfalls eine Option darstellt und der Patient dadurch nicht dem Risiko einer schweren oder irreversiblen Schädigung ausgesetzt ist. Eine Placebokontrolle kann auch zusätzlich zu einem Arzneimittel gegeben werden, wenn in der Studie der Nutzen einer Zusatzmedikation (englisch: add-on) untersucht werden soll. In placebokontrollierten Studien wird das wirkstoffhaltige Präparat auch als „Verum" bezeichnet.

3.2 Randomisierung und verdeckte Zuteilung

Eine Randomisierung, also eine zufällige Zuteilung der Probanden auf Behandlungs- und Kontrollgruppe sorgt dafür, dass bekannte und unbekannte Confounder möglichst gleichmäßig auf die Behandlungs- und die Kontrollgruppe verteilt sind und die Ausgangssituation in den beiden Gruppen möglichst ähnlich ist. Würde eine Randomisierung fehlen, könnte es etwa passieren, dass der entscheidende Arzt Patienten mit bestimmten Eigenschaften bewusst oder unbewusst bevorzugt einer der beiden Gruppen zuteilt (Selektionsbias). So könnte er etwa Patienten mit stärkeren Beschwerden eher der Therapie zuordnen, bei der er die höchste Wirksamkeit vermutet. Umgekehrt wäre auch der Fall denkbar, dass der Arzt einem Patienten, der bereits sehr geschwächt ist, diejenige Behandlung verabreicht, bei der seiner Einschätzung nach weniger Nebenwirkungen auftreten.

Wichtig ist es allerdings, dass die Zuteilung tatsächlich zufällig und damit nicht vorhersehbar ist. Das stellt besondere Ansprüche an das Randomisierungsverfahren. Eine Zuteilung nach Geburtsdatum oder alternierend in der Reihenfolge der Patientenrekrutierung gilt nicht als randomisiert, da ein systematisches Vorgehen vorliegt und damit die Möglichkeit besteht, die Zuteilung bewusst oder unbewusst zu manipulieren. Da das Zufallsverfahren möglichst auch nachträglich überprüfbar sein soll, wird auch ein Münzwurf nicht empfohlen. Der Prozess wäre zwar zufällig, ist jedoch im Nachhinein nicht nachvollziehbar und damit auch für Manipulationen anfällig. Bei kleineren Studien wäre auch problematisch, dass durch einen Münzwurf nicht gewährleistet ist, dass gleich viele Patienten in der Behandlungs- und Kontrollgruppe vorhanden sind.

Das Risiko von möglichen Manipulationen ist auch der Grund, warum die Randomisierungsliste geheim gehalten und die Zuteilung verdeckt erfolgten muss (concealment of allocation). Wüsste der Arzt, der die Patienten im Hinblick auf die Teilnahmeeignung prüft, welche Behandlung der nächste eingeschlossene Studienteilnehmer erhält, könnte das Auswirkungen darauf haben, ob oder wann der Patient in die Studie aufgenommen wird (etwa erst dann, wenn die nächste folgende Behandlung als passend für den Patienten angesehen wird). Deshalb ist es auch wichtig, dass die Randomisierung des Patienten sofort erfolgt, nachdem der Prüfarzt die Eignung festgestellt hat.

Aus diesem Grund sollte in der Publikation der Studie auch angegeben werden, mit welchem Verfahren die Randomisierung durchgeführt wurde und mit welchen Mitteln die verdeckte Zuteilung erreicht wurde. Dafür sind etwa Informationen darüber notwendig, wie der Zugang zur Randomisierungsliste kontrolliert wurde und wer zu welchem Zeitpunkt Zugriff darauf hatte. Gut geeignet sind Verfahren, bei denen eine zentrale Stelle computergestützt Zufallszahlen ermittelt und die Patienten auf dieser Basis die jeweilige Medikation erhalten. Im Idealfall sind es jeweils voneinander unabhängige Personen, die die Randomisierungsliste erstellen, die Patienten in die Studie aufnehmen und die Zuteilung vornehmen.

Ein Randomisierungsverfahren könnte dann etwa so aussehen: Eine zentrale Abteilung erstellt die Randomisierungsliste, auf deren Basis die Prüf- und Kontrollmedikamente in identische Behälter verpackt werden, die fortlaufend nummeriert sind. Eine Liste mit den Nummern, aber ohne die Zuordnung Behandlungs- oder Kontrollgruppe, wird in einer Zuteilungsstelle hinterlegt. Nachdem der Arzt überprüft hat, ob ein Patient für die Studie geeignet ist und der Patient zugestimmt hat, ruft er in der Zuteilungsstelle an und erfährt die Nummer des Behälters, die der Patient erhalten soll. Diese Nummer wird dann in der Studiendokumentation des Patienten vermerkt.

Damit gleich viele Patienten in der Behandlungs- und Kontrollgruppe eingeschlossen werden, erfolgt die Randomisierung in der Regel in Blöcken. Bei einer Randomisierung mit der Blockgröße 4 würde sich so etwa das zufällige Schema ABBA BABA BAAB (A: Behandlungsgruppe, B: Kontrollgruppe) ergeben, nach dem die Probanden in die entsprechende Gruppe zugeteilt werden. In diesem Beispiel wäre also gewährleistet, dass nach jeweils vier Patienten gleich viele Personen in der Behandlungs- und Kontrollgruppe vorhanden sind. Um das Risiko des Erratens zu minimieren, können bei der Randomisierung auch zwei Blockgrößen in zufälliger Reihenfolge eingesetzt werden. Die Festlegung der Blockgröße ist in der Regel in Computerprogrammen für die Randomisierung möglich.

Wenn bereits mögliche Confounder bekannt sind, etwa das Alter oder der Rauchstatus, können diese Informationen auch bereits bei der Randomisierung berücksichtigt werden. Die sogenannte Stratifizierung der Probanden nach dem betreffenden Merkmal, beispielsweise Patienten bis 50 Jahre oder über 50 Jahre, sorgt dann dafür, dass die Patienten in gleichem Ausmaß in Behandlungs- und Kontrollgruppe vorhanden sind. Dabei dürfen die Untergruppen allerdings nicht zu klein werden, damit eine sinnvolle statistische Auswertung weiter möglich ist.

Ob das Ziel, Behandlungs- und Kontrollgruppen vergleichbar zu machen, erfolgreich war, lässt sich anhand der Basisdaten der Patienten überprüfen. Berichte über randomisierte kontrollierte Studien sollten als erste Tabelle diese Basisdaten („baseline data", etwa Alter, Geschlecht, Körpergewicht, Krankheitsdauer oder andere Angaben, die für die Indikation von Bedeutung sind) in der Gegenüberstellung von Behandlungs- und Kontrollgruppe enthalten.

3.3 Verblindung

Das Wissen, ob ein Patient zur Behandlungs- oder zur Kontrollgruppe gehört, kann einen Einfluss auf viele Beteiligte an der Studie ausüben.

Für den Patienten selbst spielen etwa seine Erwartungen eine Rolle und können körperliche sowie psychische Reaktionen beeinflussen. So beobachtet er sich vielleicht ängstlicher auf Nebenwirkungen, wenn er weiß, dass er mit einem neuen Medikament behandelt wird – oder umgekehrt fühlt er sich gleich viel besser, wenn er einen neu entwickelten Wirkstoff bekommt. Auch ist es möglich, dass das Wissen seine Entscheidung beeinflusst, wegen Nebenwirkungen oder ausbleibender Wirkung aus der Studie auszuscheiden, sich nicht an die Einnahmehinweise zu halten oder Kontrolluntersuchungen fernzubleiben.

Auch Ärzte und Pflegepersonal haben möglicherweise eine Einstellung zur jeweiligen Intervention, die sich auf den Patienten übertragen kann. Das Wissen, ob der Patient ein neues Medikament bekommt oder die bisherige Standardtherapie erhält, kann sich auf medizinische Entscheidungen oder Einschätzungen auswirken. Ebenfalls können sich in einer Studie etwa die Aufmerksamkeit des Pflegepersonals oder zusätzlich angebotene Behandlungen unterscheiden, je nachdem ob sich der Patient in der Kontroll- oder in der Behandlungsgruppe befindet. Auf der Ebene der Datenauswertung kann eine fehlende Verblindung beispielsweise beeinflussen, wie Statistiker mit unklaren Befunden oder fehlenden Daten umgehen.

Um solche Effekte zu vermeiden, werden bei qualitativ hochwertigen randomisierten kontrollierten Studien nicht nur bei der Randomisierung die Zuteilung zu den Gruppen geheim gehalten, sondern auch nach der Zuteilung so viele Beteiligte wie möglich „verblindet". In Publikationen finden sich dazu häufig Begriffe wie „einfachblind" oder „doppelblind", die jedoch nicht immer einheitlich gebraucht werden. In der Regel ist mit „einfachblind" gemeint, dass nur der Patient über seine Zugehörigkeit in der Gruppe im Unklaren gelassen wird, während „doppelblind" bedeutet, dass auch die behandelnden Ärzte die Gruppenzuteilung nicht kennen. Um Unklarheiten zu vermeiden, sollte in Publikation immer explizit angegeben werden, welche Personengruppen in der Studie verblindet waren.

Eine Verblindung ist besonders wichtig, wenn die Zielgrößen mit subjektiven Maßstäben erhoben werden. Das gilt etwa bei Schmerzen oder in der Beurteilung der Wundheilung. Je objektiver eine Zielgröße ist, desto weniger kann die Bewertung durch das Wissen um die Gruppenzugehörigkeit beeinflusst werden. Das gilt etwa für solche Endpunkte wie Sterblichkeit.

Um eine möglichst vollständige Verblindung zu erreichen, ist in der Regel eine Reihe von Maßnahmen notwendig. So dürfen sich bei einer Studie zum Vergleich von zwei Arzneimitteln die Verpackung und das Aussehen der Darreichungsformen nicht unterscheiden. Bei placebokontrollierten Studien muss das wirkstofffreie Mittel also genauso aussehen wie die Prüfmedikation.

Wenn zwei Arzneimittel mit unterschiedlichen Darreichungsformen verglichen werden, etwa Präparat A als Tablette und Präparat B als Kapsel, wird häufig ein „double-dummy-Design" gewählt: So erhalten etwa die Patienten in der Behandlungsgruppe Präparat A in Tablettenform und zusätzlich eine Placebokapsel, während die Patienten in der Kontrollgruppe ein Placebo in Tablettenform und eine Kapsel mit Präparat B einnehmen.

Besonders anspruchsvoll ist die Verblindung, wenn eines der Präparate markante Eigenschaften aufweist, durch die der Patient schnell erkennen kann, ob er beispielsweise Verum oder Placebo erhält. Das ist etwa bei ausgeprägten Geschmackseigenschaften der Fall, wie sie etwa bei Fischölpräparaten oder Arzneimitteln mit ätherischen Ölen vorkommen. Auch bei typischen Nebenwirkungen, etwa Mundtrockenheit bei Anticholinergika, kann der Patient durch das Auftreten oder Fehlen der unerwünschten Eigenschaften schnell herausfinden, ob er zur Behandlungs- oder Kontrollgruppe gehört. In manchen Fällen ist es möglich, solche speziellen Eigenschaften mit Hilfe eines „aktiven Placebos" nachzuahmen.

Diese Beispiele machen deutlich, dass im Gegensatz zur verdeckten Zuteilung eine Verblindung nicht in allen Fällen sicher möglich ist. Jedoch sollten möglichst alle Vorkehrungen getroffen werden, die möglich sind. Studien, bei denen keine Verblindung vorgenommen wird, werden auch als „open-label" bezeichnet.

Neben dem Design der Studie spielt für die Vertrauenswürdigkeit der Ergebnisse, die sogenannte „interne Validität" der Studie, auch die Auswertung der Daten eine wichtige Rolle. Details zu diesen Fragen finden sich in ▸ Kap. 4 und ▸ Kap. 5. Eine ausführliche Checkliste zur Überprüfung der internen Validität von randomisierten kontrollierten Studien gibt es im ▸ Anhang.

4 Die Größe des Therapieeffekts beurteilen

Letzte Woche hat der Pharmareferent die Ergebnisse eines neuen Mittels gegen Arthrose vorgestellt: In dem RCT hat das Mittel das Risiko, ein neues Kniegelenk zu brauchen, um 57 % gesenkt. Das ist doch ein beeindruckender Erfolg – oder?

In Studien zum therapeutischen Effekt eines Arzneimittels geht es meist nicht um die Fragestellung: Wirkt das Arzneimittel oder nicht? Die richtigen Fragen lauten vielmehr: Wie groß ist der Effekt des Mittels? Und wie groß ist die Wahrscheinlichkeit, dass es sich bei dem Ergebnis der Studie nur um einen zufälligen Effekt handelt?

Das folgende Kapitel beschäftigt sich genau mit diesen Fragen: Der Leser erfährt, wie sich für verschiedene Arten von Messdaten die Größe des Therapieeffekts berechnen lässt, welchen Einfluss relative und absolute Angaben haben und welche Schlussfolgerungen aus Konfidenzintervallen und p-Werten gezogen werden können.

4.1 Arten von Messdaten in klinischen Studien

In klinischen Studien können eine Reihe von verschiedenen Messdaten (Endpunkten) erhoben werden, die sich auch darin unterscheiden, welche statistischen Eigenschaften sie besitzen.

Der einfachste Fall sind binäre (Synonym: dichotome) Endpunkte. Ein solcher Endpunkt kann genau eine von zwei Ausprägungen (ja/nein) annehmen. Dazu gehört etwa die Mortalität (ein Patient ist verstorben oder nicht) oder ein kardiovaskuläres Ereignis (ein Patient hat einen Herzinfarkt erlitten oder nicht). Bei solchen Endpunkten lässt sich etwa in einer Studie zählen, bei wie vielen Patienten in jeder Gruppe das Ereignis eingetreten ist.

Davon unterscheiden lassen sich Häufigkeiten von Ereignissen, etwa die Anzahl von Hypoglykämien oder Anzahl von Migräneattacken pro Gruppe. Diese Art von Messdaten (auch diskrete Intervalldaten genannt) können definierte Ausprägungen annehmen (null, eine, zwei, fünf – in der Regel natürliche Zahlen) und es lassen sich sinnvoll Differenzen zwischen den Gruppen und Mittelwerte berechnen.

Das gilt auch für kontinuierliche Endpunkte wie etwa die Senkung des Cholesterolspiegels oder des Blutdrucks. Hier ist die Anzahl der Ausprägungen innerhalb eines bestimmten Bereichs sehr groß (theoretisch unendlich). So kann etwa der Blutdruck um 0 mmHg, 5 mmHg, 10 mmHg oder jeden denkbaren Wert dazwischen oder auch darüber hinaus sinken. Begrenzt wird die Anzahl der denkbaren Messwerte durch die Genauigkeit der jeweiligen Messmethode. Angegeben wird häufig das arithmetische Mittel (Mittel-wert): Dazu werden alle Messwerte addiert und durch die Anzahl der Messwerte geteilt.

Daneben werden in Studien aber auch Endpunkte erhoben, die auf Skalen oder Scores beruhen. Dazu gehört etwa eine Eingruppierung der Patienten in Tumorstadien oder die Stadien einer Herzinsuffizienz (etwa Stadium I-IV nach der New York Heart Association, NYHA). Andere Skalen dagegen werden auf der Basis beispielsweise von Bewertungs-oder Fragebögen erhoben, bei denen jeder Aufgabe des Fragebogens (auch „item" genannt) ein bestimmter Punktwert zugeordnet ist. Beispiele sind etwa der WOMAC-Score zur Erhebung von Schmerzen und Funktionalitätseinschränkungen bei Arthrose oder der Mini Mental State Test (MMST) zur Abschätzung der kognitiven Einschränkun-gen bei einer Demenz. In diesen Fällen handelt es sich um sogenannte Ordinalskalen: Hier lässt sich zwar eine Reihenfolge bilden (beim MMST etwa sind 20 Punkte ein schlechteres Ergebnis als 25 Punkte), doch sind die Abstände zwischen den einzelnen Punktwerten oder Stufen meist nicht gleich groß oder beruhen auf sehr verschiedenen Fragestellungen. Statistiker weisen darauf hin, dass man bei solchen Skalen im strengen Sinne eigentlich keine Differenzen oder arithmetisches Mittel bilden darf, auch wenn das in der Praxis häufig anders gehandhabt wird. Als Mittelwert lässt sich bei solchen Daten der Median berechnen. Dazu werden die erhobenen Punktwerte der Größe nach sortiert, der Median ist der Wert in der Mitte dieser Reihe.

In manchen Fällen, häufig im Bereich der Onkologie, wird die Zeit bist zum Eintritt eines Ereignisses berechnet (etwa progressionsfreies Überleben oder Gesamtüberleben). Dafür sind spezielle Rechenverfahren (Überlebenszeitanalyse etwa mit dem Kaplan-Meier-Schätzer oder mittels Cox-Regression) notwendig, da das Ereignis in der Regel nicht bei allen Studienteilnehmern auftritt.

Für die verschiedenen Endpunkte lassen sich je nach den statistischen Eigenschaften unterschiedliche Effektmaße berechnen, also Maßzahlen, um die Stärke eines Effekts zu quantifizieren.

4.2 Grundlegende Effektmaße für binäre Zielgrößen

Um die Effektmaße für binäre Zielgrößen zu berechnen, ist es hilfreich, eine sogenannte Vierfeldertafel anzulegen. In diese Tafel werden die jeweiligen Angaben für die Behand-lungs- und Kontrollgruppe eingetragen.

Ein Beispiel: In einer Studie wird untersucht, inwiefern ein Arthrosemittel das Risiko senkt, dass ein Kniegelenkersatz notwendig wird. Möglich sind zwei Ergebnisse: Entwe-der benötigt der Patient ein neues Kniegelenk oder nicht – es handelt sich also um eine binäre Zielgröße. Verglichen wird das Arthrosemittel mit Placebo, die Studie läuft über drei Jahre. In der Behandlungsgruppe finden sich 144 Patienten, in der Placebogruppe 131 Patienten. Notwendig wird ein Kniegelenkersatz bei 9 Patienten in der Behandlungs-gruppe und bei 19 Patienten in der Kontrollgruppe. Aus diesen Angaben lassen sich nun alle Zahlen berechnen, die für die Vierfeldertafel notwendig sind (◻ Tab. 4.1).

4.2.1 Relatives Risiko

Ein Risiko beschreibt die Wahrscheinlichkeit, dass ein (meist unerwünschtes) Ereignis auftritt. Berechnet wird es als Quotient der betrachteten Ereignisse zu der Gesamtzahl der Probanden in einer Gruppe. Alternativ wird das Risiko auch als Ereignisrate bezeichnet.

◻ **Tab. 4.1** Beispiel für eine Vierfeldertafel

Ereignis	Anzahl in Behand-lungsgruppe	Anzahl in Kontroll-gruppe	Summe
Gelenkersatz	9	19	28
Kein Gelenkersatz	135	112	247
Summe	144	131	275

In unserem Beispiel liegt die Ereignisrate beziehungsweise das Risiko in der Behandlungsgruppe bei 9/144 (0,063 oder 6,3 %), in der Kontrollgruppe bei 19/131 (also 0,145 oder 14,5 %). Definitionsgemäß liegt eine solche Wahrscheinlichkeit immer zwischen 0 und 1 beziehungsweise zwischen 0 und 100 %.

Das relative Risiko (RR) beschreibt das Verhältnis der jeweiligen Risiken in der Behandlungsgruppe im Vergleich zur Kontrollgruppe. Bei RR = 1 gibt es keinen Unterschied zwischen den Gruppen. Liegt das relative Risiko über 1, liegt das Risiko in der Behandlungsgruppe höher, bei einem relativen Risiko unter 1 dagegen in der Kontrollgruppe.

Berechnet wird das relative Risiko nach der folgenden Formel:

■ **RELATIVES RISIKO (RR)**

$$RR = \frac{\text{Ereigisrate in der Behandlungsgruppe}}{\text{Ereignisrate in der Kontrollgruppe}}$$

In unserem Beispiel lassen sich aus der Vierfeldertafel die Angaben entnehmen:

$$RR = \left(\frac{9}{144}\right) : \left(\frac{19}{131}\right) = 0,43$$

Das Risiko für ein Ereignis in der Behandlungsgruppe beträgt also 43 % des Risikos in der Kontrollgruppe.

Alternativ lässt sich auch angeben, wie sich die Ereignisrate in der Behandlungsgruppe im Vergleich zur Kontrollgruppe verändert. Das lässt sich anhand der relativen Risikoreduktion (RRR) berechnen.

■ **RELATIVE RISIKOREDUKTION (RRR)**

$$RRR\,(\%) = 100 \times (1 - RR)$$

In unserem Beispiel: $RRR = 100 \times (1 - 0,43) = 57\,\%$

Durch die Einnahme des Arthrosemittels sinkt also das Risiko, dass ein Kniegelenkersatz notwendig wird, im Vergleich zur Kontrollgruppe (Placebo) um 57 %.

4.2.2 Odds Ratio

Statt des relativen Risikos wird in manchen Fällen für binäre Endpunkte auch das sogenannte Odds Ratio (OR) berechnet. Während sich ein Risiko als Quotient von betrachteten Ereignissen zu allen Probanden in einer Gruppe berechnet, beschreibt der englische Begriff „Odds" (auf deutsch etwa Chance) das Verhältnis von Ereignissen zu „Nicht-Ereignissen".

Dazu ein Beispiel: Die Wahrscheinlichkeit, mit einem normalen Würfel bei einem Wurf eine 3 zu würfeln, beträgt 1/6, denn von den insgesamt sechs Seiten des Würfels findet sich nur auf einer die Zahl „3". Will man dagegen die „Odds" oder „Chance" berechnen, zählt man die möglichen günstigen und die ungünstigen Ausgänge: Im Beispiel des Würfels gibt es einen günstigen Ausgang (die Seite mit der „3" liegt oben) und fünf ungünstige Ausgänge (eine der fünf anderen Seiten liegt oben). Die „Chance", eine 3 zu würfeln, liegt also bei 1/5.

In unserem Fallbeispiel der Arthrosestudie (◻ Tab. 4.1) wären die Odds in Behandlungsgruppe also 9/135 (0,067 oder 6,7 %), in der Kontrollgruppe 19/122 (0,156 oder 15,6 %).

Das Odds Ratio beschreibt das Verhältnis zwischen Ereignis in der Behandlungsgruppe und Ereignis in der Vergleichsgruppe jeweils im Vergleich zum Nichteintreten des Ereignisses. Es wird wie folgt berechnet:

■ **ODDS RATIO (OR)** OR = (Patientenanzahl mit Ereignis in Behandlungsgruppe/Patientenanzahl ohne Ereignis in Behandlungsgruppe) : (Patientenanzahl mit Ereignis in Kontrollgruppe/Patientenanzahl ohne Ereignis in Kontrollgruppe)

Im obigen Beispiel wäre das also:

$$OR = \frac{9}{135} \div \frac{19}{112} = 0,39$$

Nach Anwendung der üblichen Rechenregeln könnte man diese Gleichung auch so umformen:

$$OR = \frac{9 \times 112}{135 \times 19}$$

Weil bei dieser Berechnung die Zahlen aus der Vierfeldertafel „über Kreuz" entnommen werden, wird das Odds Ratio auch als Kreuzprodukt bezeichnet. Eine alternative Benennung ist „Chancenverhältnis".

In unserem Beispiel könnte man also sagen: Die „Chance" für einen Kniegelenksersatz beträgt bei Behandlung mit dem Arthrosemittel 39 % von der „Chance", wenn man Placebo einnimmt (also deutlich weniger als die Hälfte).

Bei der Berechnung des Odds Ratios und des relativen Risikos unterscheidet sich also jeweils der Nenner und damit auch der Zahlenwert. Annähernd gleich groß werden Odds Ratio und relatives Risiko nur dann, wenn es im Verhältnis zur Gesamtanzahl relativ wenige Ereignisse gibt. Bei sehr vielen Ereignissen (oder hohen Wahrscheinlichkeiten) weichen relatives Risiko und Odds Ratio dagegen stärker voneinander ab.

Das wird an einem Beispiel zum Vergleich von Wahrscheinlichkeit und „Chance" leicht verständlich: In einer Studie erleiden in der Behandlungsgruppe 1 von 1 000 Patienten einen Herzinfarkt. Die Wahrscheinlichkeit beträgt also 1/1 000, die „Chance" 1/999 – diese beiden Zahlenwerte unterscheiden sich also nur unwesentlich. Erleiden allerdings 4 von 10 Patienten einen Herzinfarkt, beträgt die Wahrscheinlichkeit 4/10 (also 40 %), die „Chance" aber 4/6 (rund 67 %).

Warum in manchen Fällen ein Odds Ratio und kein relatives Risiko berechnet wird, kann verschiedene Gründe haben: So kann das relative Risiko in Fall-Kontroll-Studien nicht sinnvoll berechnet werden, weil das Verhältnis von Fällen und Kontrollen durch den Untersucher festgelegt wird.

Daneben wird das Odds Ratio manchmal aufgrund seiner statistischen Eigenschaften bevorzugt: Will man statt der unerwünschten Ereignisse (Kniegelenkersatz notwendig) die erwünschten Ereignisse (kein Kniegelenkersatz notwendig) auswerten, können beim Odds Ratio einfach Zähler und Nenner vertauscht werden. Beim relativen Risiko ist das allerdings nicht möglich:

$$OR\,(Kniegelenkersatz) \;=\; \frac{9 \times 112}{135 \times 19} \;=\; 0,39$$

$$OR\,(kein\;Kniegelenkersatz) \;=\; \frac{135 \times 19}{9 \times 112} \;=\; 2,54$$

$$RR\,(Kniegelenkersatz) \;=\; \left(\frac{9}{144}\right) : \left(\frac{19}{131}\right) \;=\; 0,43$$

$$RR\,(kein\;Kniegelenkersatz) \;=\; \left(\frac{135}{144}\right) : \left(\frac{112}{131}\right) \;=\; 1,10$$

Solche Effekte werden etwa auch ausgenutzt, wenn in einer Metaanalyse die Ergebnisse aus mehreren Studien kombiniert werden – dann wird ebenfalls das Odds Ratio berechnet.

Das Odds Ratio kann qualitativ ähnlich wie das relative Risiko interpretiert werden: Betrachtet man die Ereignisse, bedeutet ein Odds Ratio von 1 „kein Unterschied zwischen den Gruppen", ein Odds Ratio über 1 ein höheres Risiko in der Behandlungsgruppe (also einen Vorteil in der Kontrollgruppe) und ein Odds Ratio unter 1 ein größeres Risiko in der Kontrollgruppe (also einen Vorteil in der Behandlungsgruppe).

4.2.3   Absolute Risikoreduktion

Wie groß der Unterschied zwischen den Gruppen nicht nur verhältnismäßig, sondern ganz konkret ausfällt, lässt sich mit der absoluten Risikoreduktion angeben. Dazu subtrahiert man die Ereignisrate in der Kontrollgruppe von der Ereignisrate in der Behandlungsgruppe und nimmt von dieser Differenz den Betrag (Absolutwert).

■ **ABSOLUTE RISIKOREDUKTION (ARR)**
ARR = |Ereignisrate in der Behandlungsgruppe − Ereignisrate in der Kontrollgruppe|

In unserem Beispiel würde sich daraus ergeben:

$$ARR \;=\; \left|\frac{9}{144} - \frac{19}{131}\right| \;=\; 0,08 \; oder \; 8\,\%$$

Die absolute Risikoreduktion lässt sich wie folgt interpretieren: Vergleicht man Patienten in der Behandlungs- und Kontrollgruppe, so müssen sich bei Einnahme des untersuchten Arthrosemittels 8 % (8 Patienten von 100) weniger einer Operation zum Ersatz eines Kniegelenks unterziehen.

4.2.4   Number needed to treat

Welchen Nutzen haben Patienten davon, wenn sie statt der Standardtherapie das neue Mittel einnehmen? Eine anschauliche Größe, um diese Frage zu beantworten, ist die Number needed to treat (NNT). Sie wird berechnet als der Kehrwert der absoluten Risikoreduktion.

■ **NUMBER NEEDED TO TREAT (NNT)**

$$NNT = \frac{1}{ARR}$$

In unserem Beispiel ergibt sich für die NNT ein Wert von 13:

$$NNT = \frac{1}{0{,}08} = 13$$

Man kann also sagen: Im Durchschnitt müssen 13 Patienten über den untersuchten Zeitraum von drei Jahren das Arthrosemittel einnehmen, damit im Vergleich zu Placebo ein Patient weniger ein neues Kniegelenk erhalten muss. Je kleiner die NNT, desto größer ist statistisch gesehen der Nutzen für den Patienten.

Wichtig zu beachten: Die berechnete NNT gilt immer nur für die Bedingungen der jeweiligen Studie (etwa die Laufzeit) und kann sich etwa bei abweichenden Patienten oder einem anderen Krankheitsstadium beziehungsweise Basisrisiko durchaus unterscheiden. So gibt etwa die Nationale Versorgungsleitlinie zur koronaren Herzkrankheit an, dass bei einer Statintherapie bezogen auf die Vermeidung eines Falles von Herzinfarkt oder kardiovaskulärem Tod in den nächsten 15 Jahren die NNT 21 beträgt, wenn der Patient ein 10-Jahres-Herzinfarkt-Risiko von 10 % aufweist. Liegt das 10-Jahres-Herzinfarkt-Risiko dagegen bei 30 %, sinkt die NNT auf 7. Patienten mit einem höheren Basisrisiko für einen Herzinfarkt profitieren also mehr von der Statintherapie.

Entsprechende Berechnungen lassen sich auch im Hinblick auf mögliche Schäden oder Nebenwirkungen anstellen. Die entsprechende Größe bezeichnet man dann analog als Number needed to harm oder NNH. Im Zusammenhang mit Früherkennungsuntersuchungen findet sich auch die Angabe einer Number needed to screen, kurz als NNS bezeichnet.

Bei der Angabe von NNT in Publikationen zu klinischen Studien sollte man jedoch beachten, dass die Berechnung nur für binäre Endpunkte tatsächlich sinnvoll ist. Wird die NNT für Ereignisse berechnet, die bei einem Patienten während der Studie auch mehrfach auftreten können (etwa Hypoglykämien oder Migräneanfälle), resultiert eine Angabe, deren Berechnung statistisch nicht zulässig ist und meist irreführend niedrig ausfällt. Nach Ansicht von Statistikern sind solche „event-basierten NNT" deshalb nicht aussagekräftig.

4.2.5   Aussagekraft von relativen und absoluten Angaben

Je nachdem, ob ein Studienergebnis mit relativen oder absoluten Effektmaßen angegeben wird, entsteht ein unterschiedlicher Eindruck: So liegen die Zahlenwerte der relativen Risikoreduktion meist deutlich höher als die absoluten Werte und können so den Leser zu der Schlussfolgerung verleiten, den Effekt der Therapie für höher zu halten, als er in Wirklichkeit ist (▸ Kap. 5.4). In unserem Beispiel der Arthrosestudie erscheint die relative Risi-

▢ **Tab. 4.2** Vergleich von Effektmaßen für binäre Endpunkte je nach Ereignisrate (nach Bender 2007)

Ereignisrate in der Kontrollgruppe	Ereignisrate in der Behandlungsgruppe	Relatives Risiko	Absolute Risikoreduktion	NNT
70 %	20 %	28,6 %	50 %	2
7 %	2 %	28,6 %	5 %	20
0,7 %	0,2 %	28,6 %	0,5 %	200
0,07 %	0,02 %	28,6 %	0,05 %	2 000

koreduktion (um 57 %) auch deutlich beeindruckender als die absolute Risikoreduktion (um 8 %).

Darüber hinaus unterscheidet sich auch der Informationsgehalt der Angaben: So ist aus dem relativen Risiko beziehungsweise der relativen Risikoreduktion nicht ersichtlich, wie häufig tatsächlich das Ereignis aufgetreten ist und wie groß das Basisrisiko war. Dem gleichen relativen Risiko können deshalb sehr unterschiedliche Zahlenwerte im Hinblick auf das absolute Risiko zugrunde liegen. So kann sich etwa auch bei so unterschiedlichen Größenordnungen wie 0,5 % oder 50 % bei der absoluten Risikoreduktion ein relatives Risiko von knapp 30 % ergeben (▢ Tab. 4.2).

Damit lässt sich der therapeutische Nutzen mit Hilfe von relativen Angaben schwer beurteilen. Aussagekräftiger sind dagegen die absolute Risikoreduktion (ARR) und die NNT, weil in diesen Effektmaßen absolute Angaben und das Basisrisiko enthalten sind.

Das CONSORT-Statement fordert deshalb, dass die Autoren nicht nur relative, sondern auch absolute Effektmaße in der Studienpublikation angeben. Denn nur auf diese Weise lässt sich ein vollständiger Eindruck des tatsächlichen Behandlungseffekts vermitteln.

4.3   Weitere Effektmaße

Die vorgestellten Berechnungsverfahren für relatives Risiko, relative Risikoreduktion, Odds Ratio, absolute Risikoreduktion und NNT lassen sich nur anwenden, wenn es sich tatsächlich um binäre Zielgrößen handelt. Handelt es sich bei den Endpunkten dagegen um andere Zielgrößen, finden sich in den Studienpublikationen andere Effektmaße.

4.3.1   Effektmaße für kontinuierliche Endpunkte

Wenn das Outcome der Studie eine kontinuierliche Variable ist, wird statt der Risikoreduktion meist die Differenz der Mittelwerte zwischen Behandlungs- und Vergleichsgruppe angegeben. Bei einer Studie mit einem neuen Präparat zur Hypertoniebehandlung wird etwa für jeden Patienten der Blutdruckwert zu Beginn der Behandlung und am Ende gemessen und so die Blutdrucksenkung durch das Medikament bestimmt werden. Aus den Werten aller Patienten lässt sich daraus dann der mittlere Unterschied in der Blutdrucksenkung berechnet werden (etwa standardisierte Differenz der Mittelwerte zwischen Behandlungs- und Kontrollgruppe).

4.3.2 Effektmaße bei Überlebenszeitanalysen

In manchen Studien interessiert nicht die Anzahl der verstorbenen Patienten, sondern die Zeit bis zum Eintritt eines bestimmten Ereignisses. Entsprechende Fragestellungen finden sich etwa in vielen onkologischen Studien, in der beispielsweise das Gesamtüberleben oder das progressionsfreie Überleben mit einer neuen Therapie im Vergleich zur bisherigen Standardtherapie untersucht wird.

Als Effektmaß wird bei solchen Studien in der Regel neben Maßzahlen wie der medianen Überlebensdauer auch das Hazard Ratio (HR) angegeben, das mit Hilfe spezieller statistischer Verfahren berechnet werden kann. Das Hazard Ratio wird ebenfalls wie das relative Risiko interpretiert. Ähnliche Berechnungen werden auch in Beobachtungsstudien vorgenommen, wenn nicht alle Patienten über den gleichen Zeitraum beobachtet werden können.

4.4 Übungsaufgaben zur Berechnung von Effektmaßen für binäre Endpunkte

Stellen Sie für diese Beispiele jeweils eine Vierfeldertafel auf. Wie groß sind jeweils in diesen Fällen RR, RRR, OR, ARR und NNT? Die Lösungen der beiden Aufgaben finden Sie im ▸ Anhang.

4.4.1 Aufgabe 1

Ein Osteoporosemittel wird in einer randomisierten kontrollierten Studie untersucht. In der Behandlungsgruppe mit 500 Patienten erleiden 5 % der Patienten eine Fraktur des Oberschenkels, in der Kontrollgruppe (ebenfalls 500 Patienten) 10 %.

4.4.2 Aufgabe 2

In einem RCT wird untersucht, ob ein neues Arzneimittel gegenüber der Standardtherapie bei Patienten mit Vorhofflimmern einen Schlaganfall verhindern kann. Jede Gruppe umfasst 2 500 Patienten (insgesamt also 5 000) – diese Patienten werden über einen Zeitraum von fünf Jahren behandelt. In der Behandlungsgruppe treten 75 Schlaganfälle auf, in der Kontrollgruppe 100.

4.5 Den Zufall berücksichtigen und die Unsicherheit ausdrücken

In vielen Fällen soll in einer klinischen Studie untersucht werden, ob das neue Arzneimittel die gewählten Endpunkte besser beeinflusst als die Standardtherapie, also beispielsweise das neue Arzneimittel besser den Blutdruck senkt als das alte Arzneimittel. Ein solches Studiendesign wird auch als Überlegenheitsstudie bezeichnet.

Im Idealfall wäre es hilfreich zu wissen, wie gut ein neues Arzneimittel an allen Menschen mit der betreffenden Erkrankung wirkt. Aus praktischen und ethischen Gründen lässt sich dieser „wahre Wert" allerdings nicht ermitteln, weil man dazu das Arzneimittel an allen Menschen testen müsste. Deshalb wird das neue Arzneimittel in einer Studie an einer kleineren Gruppe von Patienten untersucht. Aus den erhaltenen Ergebnissen sollen dann mit Hilfe der Statistik Rückschlüsse auf alle entsprechenden Patienten gezogen werden. Wenn beispielsweise eine Studie ein neues Mittel gegen Herzinsuffizienz bei Patienten mit einem bestimmten Schweregrad untersucht, sollen die in der Studie gewonnenen Erkenntnisse also auch auf andere Patienten mit vergleichbarer Erkrankung übertragen werden können.

Statistisch gesprochen bedeutet das: Die untersuchten Patienten bilden eine Stichprobe aus der Grundgesamtheit aller vergleichbaren Patienten. Dabei soll die Stichprobe die Grundgesamtheit repräsentieren. Voraussetzung ist natürlich, dass die untersuchten Patienten repräsentativ sind – das muss über das Rekrutierungsverfahren und die Ein- beziehungsweise Ausschlusskriterien gewährleistet werden (▸ Kap. 6.2).

Umgekehrt bedeutet das auch: Eine Aussage über die Grundgesamtheit mit Hilfe einer Stichprobe lässt sich nie mit 100%iger Sicherheit treffen. Wie groß die Unsicherheit über die berechneten Zahlenwerte ist, kann aber mit statistischen Methoden beschrieben werden. Entsprechende Angaben sind p-Werte und Konfidenzintervalle.

4.5.1 Formulierung von Hypothesen

Vergleicht man in einer Studie die Wirkung von zwei Arzneimitteln, wird man selbst bei gleicher Wirksamkeit nie exakt identische Ergebnisse erhalten. Dafür sind unter anderem zufällige Einflüsse verantwortlich.

Um herauszufinden, ob ein eventuell gefundener Unterschied zwischen den beiden Arzneimitteln tatsächlich existiert oder nur durch Zufallseffekte zustande gekommen ist, wird ein statistischer Test durchgeführt. Dafür werden üblicherweise zwei Hypothesen aufgestellt. Dabei enthält die sogenannte Nullhypothese (H_0) die konservative Annahme (bei Überlegenheitsstudien also die Vermutung, dass ein neues Arzneimittel nicht besser wirkt als das alte Mittel). In unserem Beispiel wäre die Nullhypothese, dass die beiden Arzneimittel gleich gut den Blutdruck senken.

H_0: Im Hinblick auf die Blutdrucksenkung gibt es keinen Unterschied zwischen den Arzneimitteln.

Was die Studie nachweisen will, wird in der Alternativhypothese (H_1) formuliert. Wie die Alternativhypothese genau aussieht, hängt davon ab, ob man eine einseitige oder zweiseitige Fragestellung verfolgt. Bei einer einseitigen Fragestellung hieße die Alternativhypothese:

H_1: Das neue Arzneimittel senkt den Blutdruck besser als das alte Arzneimittel.

Bei einer zweiseitigen Fragestellung würde man formulieren:

H_1: Im Hinblick auf die Blutdrucksenkung gibt es einen Unterschied zwischen den beiden Arzneimitteln (das neue Arzneimittel könnte also besser oder schlechter wirken).

Statistiker sind der Ansicht, dass außer in genau begründeten Ausnahmefällen zweiseitige Fragestellungen meist angemessener sind.

Notwendig wird die kompliziert wirkende Konstruktion aus Null- und Alternativhypothese deshalb, weil sich die Richtigkeit der Nullhypothese nicht im engeren Sinn „beweisen" lässt. Es lässt sich nur mit statistischen Mitteln testen, ob die Ergebnisse der Studie mit der Nullhypothese vereinbar sind oder nicht.

Die statistischen Tests erlauben keine 100%ig sichere Aussage, sondern beinhalten immer eine gewisse Unsicherheit. So sind zwei Arten von Fehlern möglich (▫ Tab. 4.3):

Der statistische Test kann einerseits die Nullhypothese irrtümlich verwerfen, also zu dem Ergebnis kommen, dass ein Unterschied zwischen den Arzneimitteln vorhanden ist,

◻ **Tab. 4.3** Fehler 1. und 2. Art beim Testen von Hypothesen

Ergebnis des statistischen Tests	In Wirklichkeit kein Unterschied vorhanden (Nullhypothese stimmt)	In Wirklichkeit Unterschied vorhanden (Alternativhypothese stimmt)
Kein Unterschied vorhanden (Annahme der Nullhypothese)	Kein Fehler, richtige Entscheidung	Fehler 2. Art (β-Fehler)
Unterschied vorhanden (Verwerfen der Nullhypothese, Annahme der Alternativhypothese)	Fehler 1. Art (α-Fehler)	Kein Fehler, richtige Entscheidung

obwohl er in Wirklichkeit nicht existiert. Dieser Fehler wird auch als α-Fehler oder Fehler 1. Art bezeichnet. In klinischen Studien wird bei der Planung festgelegt, welche Größe des α-Fehlers noch akzeptabel wäre. Gewöhnlich liegt diese Festlegung bei 5 % oder 0,05.

Andererseits könnte man anhand der Ergebnisse des Tests auch irrtümlich die Nullhypothese annehmen, also davon ausgehen, dass kein Unterschied vorhanden ist, obwohl er in Wirklichkeit existiert. Dann liegt ein Fehler 2. Art oder β-Fehler vor. Bei der Planung der Studie wird die maximal akzeptable Größe des β-Fehlers festgelegt. Sie hat Einfluss auf die Anzahl der Probanden, die in der Studie untersucht werden müssen, um einen vorhandenen Unterschied sicher erkennen zu können (▸ Kap. 4.5.4).

4.5.2 Statistische Tests und p-Wert

Nach der Sammlung und Auswertung der Daten in der Studie wird mit Hilfe eines geeigneten statistischen Testverfahrens der sogenannte p-Wert berechnet. Der p-Wert gibt die Wahrscheinlichkeit an, mit der die beobachteten Daten oder noch extremere Werte auftreten, wenn die Nullhypothese wahr ist. Bei einem sehr kleinen p-Wert ist die Wahrscheinlichkeit also sehr gering, dass nur zufällige Effekte für den beobachteten Unterschied verantwortlich sind. Vielmehr muss man also davon ausgehen, dass tatsächlich ein Unterschied in der Wirksamkeit besteht. Sinkt der p-Wert unter die zuvor festgelegte Irrtumswahrscheinlichkeit α (in der Regel 0,05), wird das Ergebnis konventionsgemäß auch als „statistisch signifikant" bezeichnet. Dabei ist aber zu bedenken, dass es sich im Wesentlichen um eine willkürliche Festlegung handelt, welche Irrtumswahrscheinlichkeit akzeptiert wird.

Welcher Test jeweils geeignet ist, hängt davon ab, welche statistische Eigenschaften der untersuchte Endpunkt besitzt (etwa binäre oder kontinuierliche Endpunkte), welche Fragestellung genau untersucht werden soll, ob die Stichproben unabhängig oder abhängig sind (wie etwa beim Vergleich linkes versus rechtes Auge bei einer Ophthalmika-Studie) und ob man bestimmte Annahmen über die statistische Verteilung der Daten in der Grundgesamtheit (beispielsweise Normalverteilung) voraussetzen kann. Einige Beispiele für häufig verwendete statistische Testverfahren finden sich in ◻ Tab. 4.4.

4.5.3 Konfidenzintervalle

In der Stichprobe werden wie oben beschrieben je nach den statistischen Eigenschaften der Endpunkte verschiedene Effektmaße berechnet. Diese ermittelten Werte werden auch als Punktschätzer bezeichnet, weil sie den unbekannten wahren Wert in der Grundge-

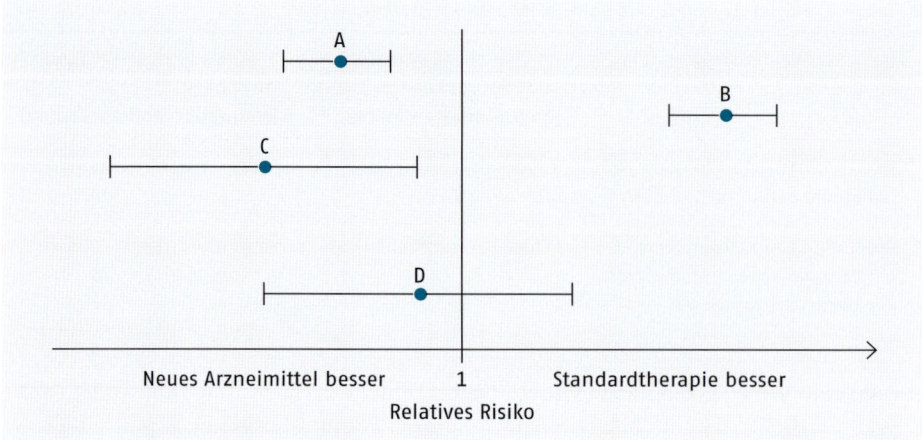

Abb. 4.1 Beispiele für Konfidenzintervalle und deren Interpretation. Im Fall A ist das Konfidenzintervall relativ eng, während es in Fall C deutlich weiter ist. Die Schätzung des Effekts ist in Fall A also deutlich präziser als in Fall C. In Fall A und C liegen beide Konfidenzintervalle komplett links der Grenze für „kein Unterschied" (relatives Risiko, RR = 1) – hier ist der Effekt des neuen Arzneimittels also eindeutig größer. Bei Fall B ist es genau umgekehrt: Hier ist die Standardtherapie eindeutig wirksamer. In Fall D lässt sich ein Unterschied nicht sicher nachweisen, weil das Konfidenzintervall RR=1 einschließt.

samtheit mit einem einzigen Wert annähern, der aus der Stichprobe geschätzt wird (etwa ein Odds Ratio oder Mittelwert).

In der Praxis ist man dann aber auch mit dem Problem konfrontiert, dass bei Wahl einer anderen Stichprobe aus der gleichen Grundgesamtheit durch Einfluss des Zufalls sehr wahrscheinlich ein anderer Punktschätzer resultieren würde. Das heißt also, jede Ermittlung eines Punktschätzers aus der Stichprobe ist mit einer zufallsbedingten Unsicherheit behaftet. Diese Unsicherheit lässt sich aber durch Intervallschätzer, die sogenannten Konfidenzintervalle, beschreiben und quantifizieren.

Häufig wird in Studien für die Effektmaße (Punktschätzer) ein 95-%-Konfidenzintervall berechnet. Dabei wird auf der Basis der Stichprobe ein Intervall geschätzt, in dem mit 95%iger Wahrscheinlichkeit der unbekannte wahre Wert für die Grundgesamtheit liegt. Dabei wird also eine Irrtumswahrscheinlichkeit von 5 % (α = 0,05) in Kauf genommen (▸ Kap. 4.5.1). Gelegentlich finden sich auch andere Irrtumswahrscheinlichkeiten, etwa α = 0,01 (1 %), auf deren Basis sich dann 99-%-Konfidenzintervalle berechnen lassen.

Ein Konfidenzintervall oder Vertrauensbereich lässt sich also als ein Bereich von plausiblen Werten für den wahren unbekannten Effekt in der Grundgesamtheit beschreiben. In die Berechnung gehen die gemessene Wirkung (Effektgröße) in der Stichprobe, die Variabilität (Unterschiedlichkeit der Messwerte) zwischen den einzelnen Probanden und die Anzahl der Probanden (also die Größe der Stichprobe) ein.

Grundsätzlich gilt: Je höher die Variabilität und je kleiner die Stichprobe, desto breiter wird das Konfidenzintervall. Und je breiter das Konfidenzintervall, desto größer ist die Unsicherheit darüber, ob der Punktschätzer in der Stichprobe tatsächlich dem wahren Wert in der Grundgesamtheit entspricht. Im Extremfall kann es dazu führen, dass das berechnete Konfidenzintervall keinen Aufschluss darüber erlaubt, ob beispielsweise ein

▫ **Tab. 4.4** Beispiele für häufig eingesetzte statistische Testverfahren bei Arzneimittelstudien (nach Fletcher 2011)

Fragestellung	Test	Bemerkung
Unterscheiden sich zwei oder mehr Prozentzahlen/Anteile (etwa relatives Risiko oder Odds Ratio)?	Chi-Quadrat-Test	Beobachtungsanzahl muss ausreichend groß sein
Unterscheiden sich zwei Mittelwerte?	Student-t-Test	Unabhängige Stichproben und Normalverteilung vorausgesetzt
Unterscheiden sich zwei oder mehr Mittelwerte?	Varianzanalyse (ANOVA)	Unabhängige Stichproben und Normalverteilung vorausgesetzt
Unterscheiden sich zwei oder mehr Überlebenszeiten?	Logrank-Test	Beobachtungszeiten in der Regel unterschiedlich lang

Unterschied zwischen den untersuchten Patientengruppen tatsächlich nicht vorhanden ist oder nur nicht nachgewiesen werden kann (○ Abb. 4.1).

4.5.4 Fallzahl und Trennschärfe der Studie

Die Verantwortlichen für klinische Studien stehen immer in einem finanziellen, ethischen und statistischen Dilemma: Zum einen muss die Anzahl der untersuchten Patienten in einer Studie ausreichend groß sein, um vorhandene Unterschiede zwischen Behandlungs- und Kontrollintervention auch tatsächlich mit einer bestimmten statistischen Sicherheit nachweisen zu können. Zum anderen darf die Patientenzahl auch nicht zu groß werden, weil dadurch die Kosten der Studie steigen und bei jeder klinischen Studie für den Patienten das Risiko für unerwünschte Wirkungen besteht. Deshalb muss vor Beginn der Studie die Fallzahl (häufig mit „n" abgekürzt) sorgfältig berechnet werden, also eine Antwort auf die Frage gefunden, wie viele Patienten sinnvollerweise in die Studie eingeschlossen werden sollen.

In diese Fallzahlplanung gehen verschiedene Faktoren ein: Dazu gehören zum einen die erwartete Effektgröße und die geschätzte Variabilität zwischen den Patienten. Je kleiner der erwartete Unterschied zwischen den Gruppen ist und je mehr die Werte streuen (bei kontinuierlichen Zielgrößen), desto mehr Patienten müssen in die Studie aufgenommen werden.

Außerdem müssen für die Fallzahlplanung auch die angestrebte Irrtumswahrscheinlich α sowie die statistische Trennschärfe der Studie berücksichtigt werden. Die statistische Trennschärfe oder Power einer Studie berechnet sich aus dem Risiko, vorhandene Unterschiede zwischen den Behandlungsgruppen nicht festzustellen (Fehler 2. Art oder β-Fehler, ▸ Kap. 4.5.1). Die Power einer Studie lässt sich als 1 minus β berechnen. Angestrebt wird häufig ein Wert von 0,8 oder 80 % (entspricht also einem Fehler 2. Art von 0,2 oder 20 %). Im Rahmen der Fallzahlplanung lässt sich auch ein Sicherheitszuschlag einkalkulieren, damit mögliche Studienabbrecher das statistische Konzept der Studie nicht beeinträchtigen.

Nach den Anforderungen des CONSORT-Statements sollten die Studienautoren die Details der Fallzahlberechnung in ihrer Berichterstattung in ausreichendem Umfang angeben.

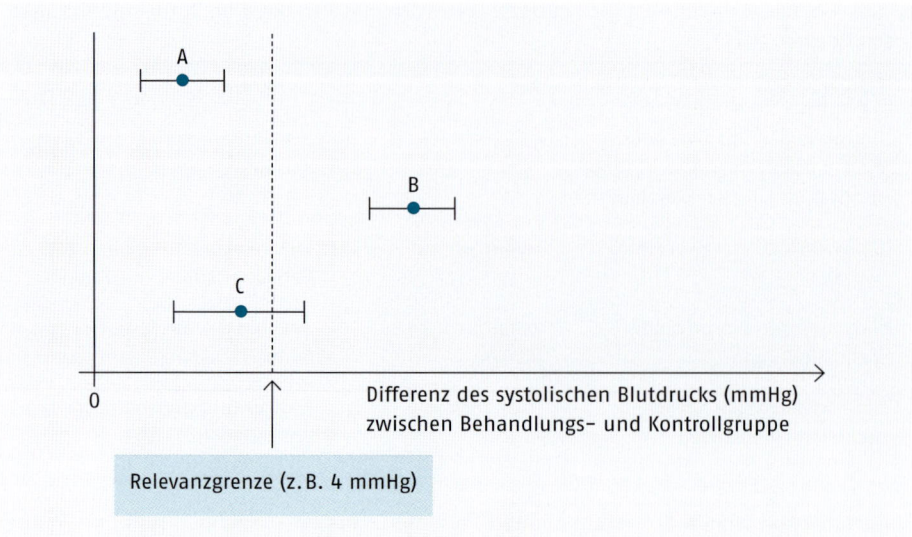

o Abb. 4.2 Beispiel für die Aussagekraft des Konfidenzintervalls zu statistischer Signifikanz und klinischer Relevanz (nach Du Prel 2009). **A** Unterschied zwischen Behandlungs- und Kontrollgruppe zwar statistisch signifikant (Konfidenzintervall schließt 0 nicht ein), aber vollständig unterhalb der Relevanzgrenze, deshalb klinisch nicht relevant. **B** Statistisch signifikant und klinisch relevant, da Konfidenzintervall vollständig oberhalb der Relevanzgrenze liegt. **C** Unterschied zwischen Behandlungs- und Kontrollgruppe zwar statistisch signifikant (Konfidenzintervall schließt 0 nicht ein), klinische Relevanz aber unklar (Konfidenzintervall schließt Relevanzgrenze ein).

4.5.5 Aussagekraft von Konfidenzintervall und p-Wert

Statistisch signifikante p-Werte geben häufig Anlass zu Missverständnissen. Die Bezeichnung „statistisch signifikant" bedeutet nur, dass die Wahrscheinlichkeit unter 5 % liegt, dass der festgestellte Unterschied ein reiner Zufallsbefund ist. Das bedeutet aber nicht automatisch, dass die Unterschiede auch klinisch relevant sind, die Behandlung mit dem neuen Arzneimittel den Krankheitszustand des Patienten also tatsächlich in nennenswertem Maß im Vergleich zur Standardtherapie verbessert. Deshalb sollte man neben dem p-Wert auch immer das Konfidenzintervall für den Punktschätzer des Effekts betrachten. Dazu ein Beispiel (o Abb. 4.2):

Eine Studie vergleicht den Effekt zweier Antihypertonika auf den Blutdruck. Ein tatsächlich höherer Nutzen des neuen Arzneimittels wird in der Studie nur angenommen, wenn der Unterschied zwischen Behandlungs- und Vergleichsgruppe mindestens 4 mmHg beträgt – das soll im Beispiel die Grenze für die klinische Relevanz sein, die aus anderen Studien abgeleitet wurde. In der Auswertung ist der Unterschied zwischen den Gruppen zwar statistisch signifikant, doch umfasst das Konfidenzintervall einen Bereich zwischen 1 und 5 mmHg. Danach ist es nicht unplausibel, dass der wahre Wert auch unterhalb der Relevanzgrenze liegen könnte – ein eindeutiger Vorteil des neuen Arzneimittels lässt sich mit der Studie also nicht belegen.

Die Angabe eines p-Wertes allein ist also nicht besonders aussagekräftig. Um Aussagen über die klinische Relevanz der gefundenen Unterschiede treffen zu können, sollte man auch immer das Konfidenzintervall mit betrachten. Entsprechend fordert das CONSORT-Statement in Publikationen zu randomisierten kontrollierten Studien auch beide Angaben. Problematisch ist die Interpretation von p-Werten, wenn in einer Studie an den gleichen Daten eine große Anzahl von Vergleichen durchgeführt wird (multiples Testen, ▶ Kap. 5.2).

4

5 Tricks bei der Auswertung und Präsentation von Studiendaten

Sie erhalten von einem Phytopharmaka-Hersteller einen Werbeprospekt, in dem die Ergebnisse einer neuen Studie zur Demenzprävention zusammengefasst werden. Dort lesen Sie: „Zwar wurde der primäre Endpunkt nicht erreicht. Eine hochsignifikante Risikoreduktion fand sich jedoch bei Männern, die das Mittel über einen Zeitraum von vier Jahren eingenommen hatten."

Systematische Verzerrungen können nicht nur beim Design und der Durchführung einer Studie auftreten, sondern auch bei der Auswertung und Darstellung der Daten. Denn Studienautoren und Hersteller sind bei der Berechnung und Präsentation der Therapieeffekte nicht in allen Fällen auch tatsächlich objektiv.

Beim kritischen Lesen von klinischen Studien sollte man deshalb auf einige Aspekte achten, die zu fehlerhaften Schlussfolgerungen führen können. Das betrifft etwa die Frage, wie die Autoren mit den Daten von Studienabbrechern bei der Auswertung umgehen (▸ Kap. 5.1), wie sie statistische Fallstricke wie Probleme des multiplen Testens handhaben (▸ Kap. 5.2) und ob sie bestimmte Aspekte bei Nicht-Unterlegenheitsstudien beachten (▸ Kap. 5.3).

Auf problematische Darstellungen von Studienergebnissen trifft man besonders häufig in der Arzneimittelwerbung: Nicht immer gibt der Werbeprospekt tatsächlich auch die relevanten Daten wieder. In manchen Fällen sind die Ergebnisse auch so dargestellt, dass die Wahrnehmung des Lesers in eine bestimmte Richtung gelenkt wird – bei objektiver Betrachtung lässt sich die Werbeaussage mit den zitierten Daten aber gar nicht sicher belegen (▸ Kap. 5.4).

In den letzten Jahren wird auch vermehrt das Problem thematisiert, dass unliebsame Studienergebnisse vielfach nicht veröffentlicht werden. Hintergründe und aktuelle Entwicklungen zu dieser Thematik finden sich in einem kleinen Exkurs (▸ Kap. 5.5).

5.1 Umgang mit Studienabbrechern

Nicht immer hält sich das Leben an den Plan – das gilt auch für klinische Studien. So wird es auch bei guter Studienplanung und sorgfältiger Betreuung Patienten geben, die die Therapie nicht wie verordnet durchführen. Manche erscheinen vielleicht nicht zu einzelnen vorgesehenen Untersuchungen oder brechen die Studie sogar vorzeitig ab.

Die Gründe dafür sind vielfältig: So werden den Patienten vielleicht die häufigen Untersuchungen im Rahmen der Studie zu viel und sie widerrufen ihre Einwilligung. Eventuell verziehen sie in eine andere Stadt oder versterben aus Gründen, die nichts mit der Studie zu tun haben (etwa bei einem Verkehrsunfall). Jedoch gibt es vielleicht auch Patienten, die nicht mehr an der Studie teilnehmen wollen, weil sie die Nebenwirkungen nicht aushalten oder von der ausbleibenden Linderung ihrer Beschwerden enttäuscht sind. Bei manchen Patienten entscheidet vielleicht sogar der Arzt, dass ihnen eine weitere Behandlung im Rahmen der Studie nicht zumutbar ist. Wie geht man jetzt mit den Daten dieser Patienten (Drop-outs) bei der Auswertung der Studie um?

Ein natürlicher Impuls wäre es, nur die Daten von denjenigen Patienten auszuwerten, die gemäß dem Studienprotokoll und bis zum Ende der Studie behandelt wurden. Dieses Vorgehen heißt „per-protocol"(PP)-Analyse. Weil der Studienabbruch meist im Zusammenhang mit der Therapie steht, sind die ausscheidenden Patienten in der Regel nicht gleichmäßig auf Behandlungs- und Kontrollgruppe verteilt. Bei einer per-protocol-Analyse würde dann das Ergebnis der Studie systematisch verzerrt, in vielen Fällen zugunsten der Behandlungsgruppe.

In manchen Fällen wechseln Patienten auch während der Studie die Gruppen. Wertet man die Patienten in der Gruppe aus, in der sie tatsächlich behandelt wurden, spricht man von einer „as-treated"-Analyse. Das hat aber den Nachteil, dass die Randomisierung nicht aufrechterhalten wird und sich so ebenfalls systematische Verzerrungen einschleichen können.

Aus diesem Grund ist es in den meisten Fällen sinnvoll und notwendig, die Auswertung in den Gruppen vorzunehmen, in denen die Patienten ursprünglich randomisiert waren. Dieses Vorgehen heißt „intention-to-treat"(ITT)-Analyse. Auch Patienten, die zwar randomisiert wurden, aber keine Behandlung erhalten haben, sollten in die Analyse mit einbezogen werden.

In der Studienpublikation sollte genau beschrieben werden, wie die Daten der Patienten im Hinblick auf die Gruppenzugehörigkeit ausgewertet werden. Denn Begriffe wie „modifizierte intention-to-treat-Analyse" sind nicht standardisiert und werden für verschiedene Vorgehensweisen genutzt, bei denen es sich beispielsweise auch im Wesentlichen um eine per-protocol-Analyse handeln kann. Hilfreich ist deshalb eine schematische Darstellung nach dem CONSORT-Statement, auf der der Patientenfluss im Verlauf der Studie nachgezeichnet wird. So lässt sich auch leicht nachvollziehen, an welcher Stelle Patienten aus der Studie ausgeschieden sind (○ Abb. 5.1).

Die Forderung nach einer intention-to-treat-Analyse gilt in erster Linie für die Auswertung der Wirksamkeit in einer Überlegenheitsstudie, wenn also nachgewiesen werden soll, dass ein neues Medikament besser wirkt als die bisherige Standardtherapie. Bei Äquivalenz- oder Nicht-Unterlegenheitsstudien gelten andere Regeln (▸ Kap. 5.3). Um Nebenwirkungen zu analysieren, wird die as-treated-Analyse bevorzugt.

Allgemein akzeptiert wird als Ausnahme von der Regel einer intention-to-treat-Analyse, wenn sich nach der Randomisierung herausstellt, dass der Patient trotz aller Sorgfalt doch nicht die Einschlusskriterien für die Studie erfüllt. Um solche Patienten dann nachträglich aus der Studie auszuschließen, sind jedoch eine Reihe von statistischen Vorsichtsmaßnahmen nötig, um die Ergebnisse nicht zu verzerren.

Die intention-to-treat-Analyse ist ein konservativer Ansatz, der den Effekt der Behandlung eher unterschätzt. Allerdings halten sich in der Praxis auch nicht alle Patienten an die Therapievorschrift, so dass die intention-to-treat-Analyse zum Teil auch die Alltagsbedingungen abbildet. Per-protocol- und as-treated-Analysen führen dagegen eher zu einer Überschätzung des Therapieeffekts. Interessant ist es in vielen Fällen auch, die Unterschiede der Effektschätzer anzuschauen, je nachdem welche Art der Datenanalyse verwendet wird. Aus diesem Grund finden sich in Studienpublikationen auch häufig Sensitivitätsanalysen, bei denen die Ergebnisse der Analysenmethoden miteinander verglichen

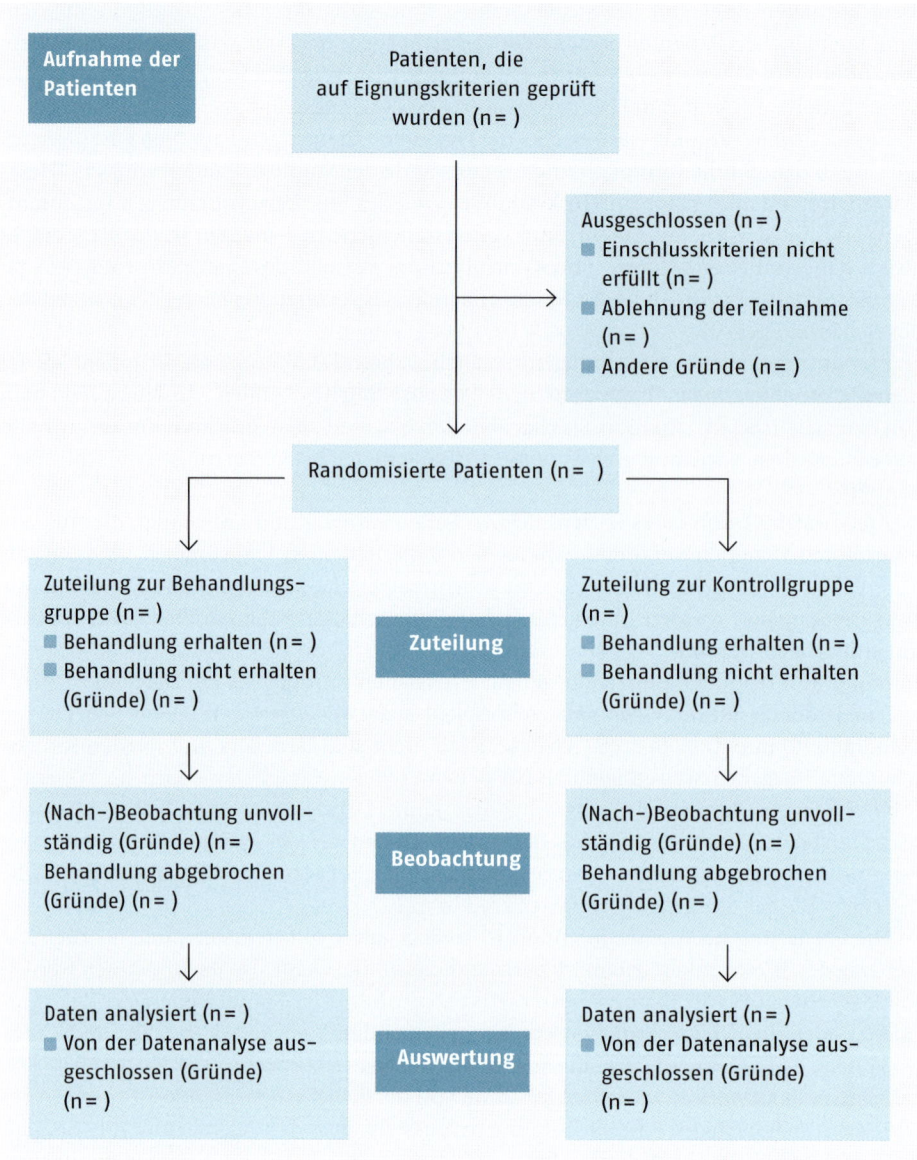

○ **Abb. 5.1** Beispiel für ein Flussdiagramm entsprechend dem CONSORT-Statement

werden. Im Idealfall gibt es zwischen den Ergebnissen der beiden Analysenmethoden keinen wesentlichen Unterschied.

In der Publikation sollten die Autoren außerdem angeben, wie sie mit den fehlenden Daten der Studienabbrecher in der Auswertung umgegangen sind. Dafür sind verschiedene statistische Herangehensweisen gebräuchlich. Dazu gehört etwa „last observation carried forward", also das Einsetzen des letzten beobachteten Wertes im weiteren Verlauf der Studie. Dadurch kann allerdings die Wirksamkeit des Mittels in der Behandlungsgruppe überschätzt werden. Eine mögliche konservative Alternative ist es, bei binären

Zielgrößen die Daten von ausgeschiedenen Studienteilnehmern als Therapieversagen zu werten. Das unterschätzt allerdings die Wirksamkeit der Behandlung. Gerne werden deshalb auch in Studienpublikationen „best case"- und „worst case"-Szenarien entwickelt, die die Wirksamkeit der Therapie auf der Basis von möglichen extremen Resultaten abschätzen.

Bei einer hohen Anzahl von Studienabbrechern können solche Abschätzungen jedoch sehr unzuverlässig werden. Als Faustregel gilt, dass bei Beobachtungsverlusten von mehr als 20 % die Studienergebnisse nicht mehr als valide angesehen werden können. In Einzelfällen können jedoch bessere Nachbeobachtungsquoten aufgrund des Settings nicht erreicht werden oder bei sehr seltenen Ereignissen auch schon geringere Verluste problematisch sein. Die Autoren sollten die genannten Aspekte von fehlenden Daten in der Diskussion der Ergebnisse entsprechend berücksichtigen. Bei der Lektüre von Studienpublikationen sollte man besonders aufmerksam werden, wenn sich die Verlustraten in Behandlungs- und Kontrollgruppe deutlich unterscheiden.

5.2 Probleme des multiplen Testens

Wenn man für den Aufwand einer klinischen Studie eine maximale Ausbeute erreichen will, sollte man so viele Endpunkte wie möglich untersuchen. Außerdem sollte man in den erhobenen Daten danach graben, ob es nicht doch einzelne Patientengruppen gibt, bei denen das Testpräparat deutlich besser wirkt. Für jedes Teilergebnis kann man dann paarweise statistische Tests durchführen und signifikante Ergebnisse mit Fettdruck in der Publikation markieren. Und dann ist es auch wichtig, die Ergebnisse zu möglichst vielen

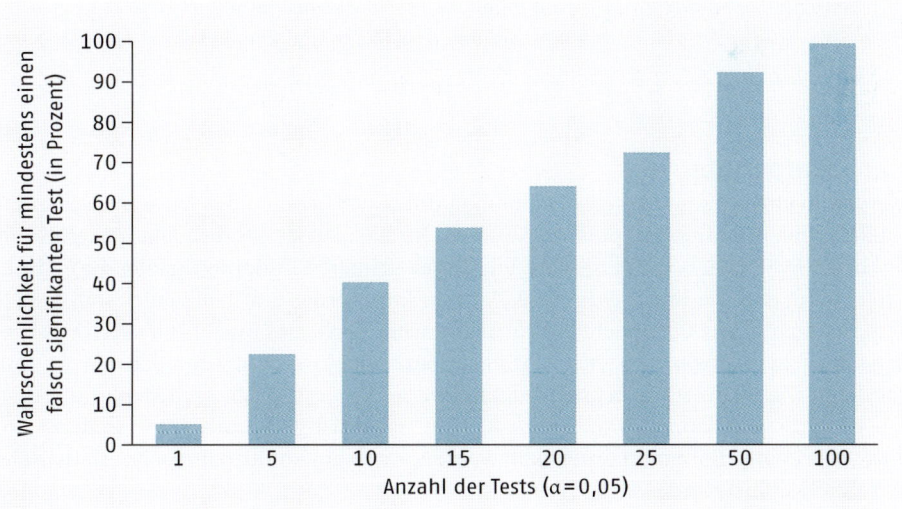

Abb. 5.2 Wie hoch die Wahrscheinlichkeit dafür ist, bei einer bestimmten Anzahl statistischer Tests fälschlicherweise mindestens ein signifikantes Ergebnis zu erhalten, lässt sich berechnen. Bei einem Signifikanzniveau von 5 % ($\alpha = 0{,}05$) liegt bereits bei 15 statistischen Tests die Wahrscheinlichkeit bei mehr als 50 %.

Zeitpunkten zu analysieren und die Studie so schnell wie möglich abzubrechen, sobald das neue Arzneimittel statistisch signifikant bessere Ergebnisse zeigt.

Diese Parodie ist ein Albtraum für Statistiker. Denn sie ignoriert grundlegend das Problem des multiplen Testens, das bei einer Vielzahl von Studien auftreten kann. Das hängt zum einen damit zusammen, dass die mit großen Investitionen erhobenen Daten möglichst gut ausgenutzt werden sollen. Zum anderen lassen sich Ergebnisse mit dem Zusatz „signifikant" deutlich besser vermarkten – unabhängig davon, wie groß tatsächlich der Effekt ist (zum Begriff „signifikant" vergleiche auch ▸ Kap. 4.5.2). In der Praxis führt das dazu, dass in Studien häufig eine Vielzahl von statistischen Tests an den gleichen Daten durchgeführt werden (post-hoc-Tests). In vielen Fällen führt das aber zu einem erhöhten Risiko für ein zufällig signifikantes Ergebnis, das in Wirklichkeit nicht existiert. Anders ausgedrückt: Durch unsachgemäßes multiples Testen liegt die Irrtumswahrscheinlichkeit für das Gesamtergebnis nicht mehr bei den häufig angestrebten 5 %, sondern deutlich darüber (⊙ Abb. 5.2).

Das multiple Testen wirft also eine Reihe von Problemen auf. Wie man allerdings richtig damit umgeht, ist unter Statistikern nicht ganz unumstritten. So gibt es etwa verschiedene statistische Methoden (etwa nach Bonferroni oder Holm), bei denen die Irrtumswahrscheinlichkeit für die Einzelhypothesen so adjustiert wird, dass für das Gesamtergebnis dann wieder die richtige „globale" Irrtumswahrscheinlichkeit gilt. Das hat verschiedene Vor-, aber auch Nachteile. Für die verschiedenen Situationen, in denen das Problem des multiplen Testens auftreten kann, werden deshalb unterschiedliche Strategien vorgeschlagen. Grundsätzlich gilt aber: Die Anzahl der statistischen Tests sollte so gering wie möglich gehalten werden.

> *„Wenn man die Daten lange genug foltert, werden sie etwas gestehen"*
> zugeschrieben dem Ökonomen Ronald Coase (1910–2013)

5.2.1 Endpunkte

Werden in einer Studie mehrere Endpunkte untersucht, sollten die Autoren der Studien einen als den primären Endpunkt auswählen. Im Idealfall ist das diejenige Zielgröße, die für die Patienten am relevantesten ist. Für diesen primären Endpunkt erfolgt die Fallzahlberechnung und die Ergebnisse dieses Endpunktes werden mit Hilfe eines statistischen Tests auf Signifikanz untersucht (konfirmatorischer Test). Das Ergebnis dieses Tests kann dann auch zu recht als statistisch signifikant bezeichnet werden, wenn der p-Wert unter 0,05 liegt. Die Auswertung der sekundären Endpunkte erfolgt dann rein explorativ, niedrige p-Werte sind dann also statistisch nicht aussagekräftig und müssen in weiteren Studien als primärer Endpunkt untersucht werden, wenn ein konfirmatorischer statistischer Test durchgeführt werden soll.

Bei der Lektüre von Studien sollte man als Leser darauf achten, ob sich die behaupteten signifikanten Effekte tatsächlich auch für den primären Endpunkt finden. Misstrauisch sollte man werden, wenn sich in einer Studie kein Unterschied bei dem primären Endpunkt feststellen lässt, die Autoren sich in der Diskussion aber auf Unterschiede bei den sekundären Endpunkten konzentrieren.

5.2.2 Subgruppenanalysen

Ähnliches gilt auch für Subgruppenanalysen, also die Auswertung der Studiendaten für bestimmte Untergruppen der eingeschlossenen Patienten. Diese sind besonders dann problematisch, wenn die Untergruppen erst nach der Erhebung der Daten gebildet wurden und nur jeweils eine kleine Stichprobe von Patienten mit wenigen Ereignissen enthalten. Auch wenn sehr ungleiche Gruppengrößen entstehen, können Probleme auftreten. Dann können sowohl Zufallseffekte als auch systematische Verzerrungen durch Verletzung der Randomisierung (Selektionsbias) die gefundenen Unterschiede zwischen den Subgruppen erklären (▶ Kap. 3.2).

Deshalb gibt es einige Anforderungen an Subgruppenanalysen, wenn man zu zulässigen Aussagen kommen will: So fordern Experten, dass Subgruppenanalysen bereits vor Beginn der Studie spezifiziert sein müssen. Sinnvolle Subgruppen beziehen sich auf Parameter, die bereits vor Beginn der Studie vorhanden waren, etwa Altersgruppen oder bestimmte Risikokonstellationen. Im Idealfall lassen sich solche Subgruppen dann auch bei der Fallzahlplanung berücksichtigen, etwa im Rahmen einer stratifizierten Randomisierung. Gibt es Hinweise darauf, dass beispielsweise die Wirksamkeit eines Medikaments bei Frauen anders sein könnte als bei Männern oder sich mit zunehmendem Alter verändert, sollte die Studie von vorneherein entsprechend angelegt sein. Wichtig ist auch ein angemessenes statistisches Auswerteverfahren, etwa ein Interaktionstest statt einer Vielzahl von paarweisen Vergleichen.

Wenn man sich nicht an diese Regeln hält, können abstruse Resultate entstehen. In einem berühmten Beispiel haben Autoren das einmal im Extrem durchexerziert, um die Gefahren von Subgruppenanalysen zu verdeutlichen: In einer Untersuchung zur Sekundärprophylaxe eines Herzinfarkts wurden anhand willkürlicher Zuordnungen Subgruppen gebildet und entsprechende statistische Hypothesentests durchgeführt. Das Ergebnis: Patienten, die unter den Sternzeichen Zwillinge oder Waage geboren waren, hatten keinen Nutzen durch die Gabe von Acetylsalicylsäure, während Patienten mit anderen Sternzeichen signifikant davon profitierten. Leider lässt sich in vielen anderen Studien nicht so leicht wie in diesem Beispiel durchschauen, dass die Ergebnisse der Subgruppenanalyse sehr wahrscheinlich Zufallsbefunde sind.

Eine biologische Erklärung, warum das Mittel bei einer bestimmten Subgruppe besser wirkt als bei einer anderen, kann die Glaubwürdigkeit von Subgruppenanalysen erhöhen. Allerdings ist auch dann Vorsicht geboten. Wenn ein Subgruppeneffekt konsistent in mehreren Studien nachgewiesen wurde, kann das ein Anzeichen dafür sein, dass ein solcher Effekt tatsächlich existiert. Deshalb halten Experten Replikation in verschiedenen Studien auch für einen aussagekräftigeren Test auf Subgruppeneffekte als statistische Signifikanztests. Im Idealfall sollten Subgruppeneffekte in RCT bestätigt werden, die für die Fragestellung entsprechend angelegt sind.

5.2.3 Zwischenauswertungen und vorzeitiger Studienabbruch

In manchen Fällen werden klinische Studien vorzeitig abgebrochen. Sie enden also, bevor die ursprünglich geplante Nachbeobachtungszeit verstrichen ist und/oder bevor die geplante Anzahl an Teilnehmern in die Studie aufgenommen wurde. Die Gründe dafür können vielfältig sein:

So kann eine Zwischenauswertung der Ergebnisse zu der vorzeitigen Schlussfolgerung führen, dass eine der beiden untersuchten Therapien deutlich effektiver oder besser verträglich sei. Dann könnten ethische Gesichtspunkte dafür sprechen, den Patienten in der anderen Gruppe die „bessere" Therapie nicht vorzuenthalten. Begünstigt werden solche Entscheidungen auch dadurch, dass sich solche positiven Ergebnisse besser publizieren und die entsprechenden Arzneimittel besser verkaufen lassen. Kürzere Studien sind auch deutlich kostengünstiger als solche mit längerer Laufzeit.

Allerdings birgt ein vorzeitiger Studienabbruch auch zahlreiche Schwierigkeiten, die teilweise mit dem Problem des multiplen Testens zusammenhängen. So wird mehrfach im Verlauf der Studie getestet, ob signifikante Unterschiede zwischen den Behandlungsgruppen im Hinblick auf erwünschte und unerwünschte Wirkungen bestehen. Bei der Datenanalyse müssen dann aber auch die mehrfachen Tests im Hinblick auf das Signifikanzniveau entsprechend berücksichtigt werden.

Hinzu kommt, dass besonders zu Beginn einer Studie Therapieeffekte zufallsbedingt stark schwanken können. Wird die Studie zu einem sehr frühen Zeitpunkt gestoppt und beruht die Entscheidung dazu auf relativ wenigen Ereignissen, besteht ein hohes Risiko, dass die Therapieeffekte deutlich überschätzt werden.

Empfohlen wird deshalb, dass in klinischen Studien nur ein unabhängiges Gremium (Data and Safety Monitoring Board, auch DSMB abgekürzt) während der Laufzeit der Studie Zugang zu den unverblindeten Studiendaten hat. Das DSMB sollte die Daten nach vorher festgelegten statistischen (Stopp-)Regeln bewerten, die die beschriebenen Probleme berücksichtigen.

Daneben kann sich natürlich in einer klinischen Studie durch eine vorzeitige Beendigung auch zusätzlich zu den statistischen Problemen noch die Schwierigkeit ergeben, dass man den Verlauf nicht sicher vorhersagen kann und damit ein hohes Risiko für falsche Schlussfolgerungen entsteht.

„Nach fünf von sechs Versuchen mit dem Revolver waren sich die Wissenschaftler einig, dass Russisch Roulette vollkommen ungefährlich ist."

Schließlich ist auch zu bedenken, dass besonders bei Therapien, die langfristig angewendet werden (etwa bei Diabetes oder Hypertonie) ein vorzeitiger Studienabbruch auch dazu führen kann, dass aus der Studie keine Schlussfolgerungen über erwünschte oder unerwünschte Effekte nach längerer Behandlungsdauer gezogen werden können.

5.2.4   Hilfe für die Bewertung von Problemen mit dem multiplen Testen

In der Vergangenheit gab es nicht selten Fälle, dass die Untersucher einer Studie mit den unterschiedlichen Endpunkten eine ganze Reihe von statistischen Tests durchgeführt haben und nur diejenigen publiziert, bei denen signifikante Unterschiede gefunden wurden. Gleiches fand sich auch häufig bei Subgruppenanalysen oder Studien, die zu einem günstigen Zeitpunkt abgebrochen wurden. Das CONSORT-Statement, der Standard für Publikationen von randomisierten kontrollierten Studien, fordert deshalb, dass die prospektive Planung aller entsprechenden Vorgehensweisen im Methodenteil beschrieben wird.

Ob es bei der Auswertung der Studiendaten nachträglich Änderungen gegeben hat, lässt sich letzten Endes aber nur durch den Vergleich der Publikation mit dem Studienprotokoll im entsprechenden Studienregister nachweisen. Diese Abklärung ist im Detail für den einzelnen Leser aber meist nicht zu leisten und sollte eigentlich durch die Gutachter der Zeitschrift erfolgen, in der die Studie publiziert wurde.

Der Leser kann deshalb in der Regel nur prüfen, ob sich entsprechend dem CONSORT-Statement bestimmte Angaben im Methodenteil finden und in der Diskussion entsprechend gewichtet werden. Dazu gehört etwa die Angabe, welcher Endpunkt als der primäre Endpunkt gilt, für den die Fallzahlplanung durchgeführt wird. Auch sollten im Methodenteil die Subgruppenanalysen aufgeführt werden, die vorab geplant waren. Details zur vorgesehenen Studiendauer und der vorgesehenen Teilnehmerzahl sind ebenfalls notwendig – eine kleinere als die vorgesehene Probandenzahl kann ein Indiz für einen vorzeitigen Studienabbruch sein, auch wenn es in der Studie nicht explizit erwähnt wird. Die Autoren sollten auch erläutern, nach welchen statistischen Verfahren Regeln für einen eventuell notwendigen vorzeitigen Abbruch der Studie aufgestellt wurden. Probleme des multiplen Testens von statistischen Hypothesen sollten die Autoren sowohl im Methodenteil als auch in der Darstellung der Resultate und der zugehörigen Diskussion entsprechend berücksichtigen.

5.3   Nicht-Unterlegenheitsstudien

Die Studien, die bisher betrachtet wurden, beschäftigten sich mit der Frage, ob ein neues Arzneimittel besser wirkt als die bisherige Standardtherapie. Das entsprechende Design bezeichnet man auch als Überlegenheitsstudie. Wie bereits in ▶ Kap. 4.5.1 erläutert, werden für einen statistischen Test dann eine Nullhypothese sowie eine Alternativhypothese aufgestellt. Bei Überlegenheitsstudien lautet die entsprechende Nullhypothese bei zweiseitiger Fragestellung: Die beiden Mittel wirken gleich gut, es gibt keinen Unterschied. Die Alternativhypothese besagt: Es gibt einen Unterschied zwischen den beiden Mitteln. Diese Konstruktion wird notwendig, weil man im statistischen Sinne eine Hypothese nicht beweisen, sondern nur widerlegen beziehungsweise nicht widerlegen kann.

Nun gibt es aber auch wissenschaftliche Fragestellungen, bei denen man nicht die Überlegenheit eines neuen Mittels nachweisen will. Vielmehr will man zeigen, dass ein anderes Mittel oder eine andere Behandlung gleich gut wie die Standardtherapie oder ihr zumindest nicht unterlegen ist. Dafür kann es verschiedene Gründe geben, beispielsweise wenn zu vermuten ist, dass das neue Mittel ungefähr gleich gut wirkt wie der ältere Wirkstoff, aber weniger Nebenwirkungen hat, für Patienten mit Kontraindikationen gegen den älteren Wirkstoff geeignet ist, leichter anzuwenden oder deutlich preisgünstiger ist. Für viele Indikationen gibt es außerdem inzwischen eine gut wirksame Standardtherapie, so dass es sehr schwer wäre, eine Überlegenheit nachzuweisen.

In solchen Fällen wird gerne ein Studiendesign gewählt, dass je nach konkretem Design als Äquivalenzstudie oder Nicht-Unterlegenheitsstudie bezeichnet wird. Genauer formuliert bedeutet Äquivalenz, dass das neue Arzneimittel weder besser noch schlechter wirkt als die Standardtherapie, während Nicht-Unterlegenheit heißt: Zumindest nicht schlechter, der Fall „besser wirksam" ist aber auch möglich. Nicht-Unterlegenheitsstudien sind im Bereich von Arzneimittelstudien meist häufiger. (Bio-)Äquivalenzstudien kommen beispielsweise bei der Zulassung von Generika zum Einsatz.

Würde man bei Nicht-Unterlegenheitsstudien einfach die gleichen Kriterien anwenden wie bei Überlegenheitsstudien, könnte es allerdings leicht zu Fehlschlüssen kommen. Deshalb gibt es bei Nicht-Unterlegenheitsstudien spezielle Anforderungen an Planung

5

und Auswertung, die auch in einer separaten Erweiterung des CONSORT-Statements festgehalten sind.

Das beginnt bereits bei der Formulierung der Hypothesen, die bei Nicht-Unterlegenheitsstudien umgekehrt wie bei einer Überlegenheitsstudie aufgestellt werden. Die Nullhypothese heißt also: „Das alte Arzneimittel wirkt besser als das neue", während die Alternativhypothese besagt: „Das neue Arzneimittel wirkt nicht schlechter als das alte". Das ist deshalb wichtig, weil der „Nachweis von Nicht-Unterlegenheit des neuen Arzneimittels" im statistischen Sinn nicht das gleiche ist wie „Die Überlegenheit des alten Arzneimittels kann nicht nachgewiesen werden". Denn „kein Nachweis der Überlegenheit" würde sich beispielsweise auch ergeben, wenn die Ergebnisse zwischen den Teilnehmern sehr stark streuen.

Natürlich muss man auch definieren, was eigentlich genau „Unterschied" heißt. Denn in der Regel wird man bei der Studie nie exakt gleiche Ergebnisse für die beiden Arzneimittel erhalten, sondern man muss auch immer auch mit zufälligen Einflüssen rechnen. Bei Nicht-Unterlegenheitsstudien werden deshalb Nicht-Unterlegenheitsgrenzen festgelegt, die den Einfluss des Zufalls kontrollieren. Diese Festlegung erfolgt vor Studienbeginn, also bevor die Daten erhoben werden.

Bei der Auswertung der Studiendaten gilt das Prinzip: Wenn sich die Differenz zwischen Behandlungs- und Kontrollgruppe vollständig oberhalb der Nicht-Unterlegenheitsgrenze befindet, geht man davon aus, dass die beiden Medikamente die gleiche Wirksamkeit aufweisen. Diese Auswertung erfolgt in der Regel auf der Basis der entsprechenden Konfidenzintervalle. Das CONSORT-Statement empfiehlt, die Äquivalenz- bzw. Nicht-Unterlegenheitsgrenzen und die Konfidenzintervalle in einer Grafik darzustellen, damit der Leser die Ergebnisse leicht nachvollziehen kann (o Abb. 5.3).

Für den Nachweis von Nicht-Unterlegenheit ist aber auch eine angemessene Fallzahlplanung wichtig. Eine zu geringe Fallzahl könnte nämlich dazu führen, dass ein in Wirklichkeit bestehender Unterschied aus statistischen Gründen in der Studie nicht erkannt wird. Werden also zu wenig Patienten in die Studie eingeschlossen, steigt das Risiko für einen Fehler 2. Art – man geht also fälschlicherweise davon aus, dass kein Unterschied besteht, obwohl in Wirklichkeit einer vorhanden ist.

Bei einer Nicht-Unterlegenheitsstudie sollte man als Leser auch immer einen wachsamen Blick auf die Vergleichsbehandlung werfen. Denn wenn die Patienten in der Kontrollgruppe etwa nicht mit einer ausreichend hohen Dosis behandelt werden, ist es deutlich leichter, eine Nicht-Unterlegenheit eines neuen Arzneimittels nachzuweisen. Natürlich muss es auch klar sein, dass die Kontrollbehandlung tatsächlich wirksamer als Placebo ist. Denn sonst hieße Äquivalenz im Wesentlichen nur: Wir sind uns sicher, dass das neue Arzneimittel nicht schlechter als eine Placebobehandlung wirkt.

Ein weiterer möglicher Trick besteht in der Auswahl der Patienten: So sollten die Patienten in der Nicht-Unterlegenheitsstudie denen möglichst ähnlich sein, bei denen die Wirksamkeit der Kontrollbehandlung nachgewiesen wurde. Denn untersucht man therapeutische Effekte etwa nur bei Patienten in leichteren Krankheitsstadien, kann man eine Nicht-Unterlegenheit des neuen Mittels leichter nachweisen.

Wichtig zu wissen: Abweichungen vom Studienprotokoll können dazu führen, dass eventuell vorhandene Unterschiede zwischen den untersuchten Medikamenten verwischen. Bei einer Überlegenheitsstudie wird deshalb die Intention-to-treat-Analyse als konservativer Ansatz betrachtet. Bei Nicht-Unterlegenheitsstudie ist es jedoch genau umgekehrt: Hier kann die intention-to-treat-Analyse leicht in die Irre führen. Deshalb

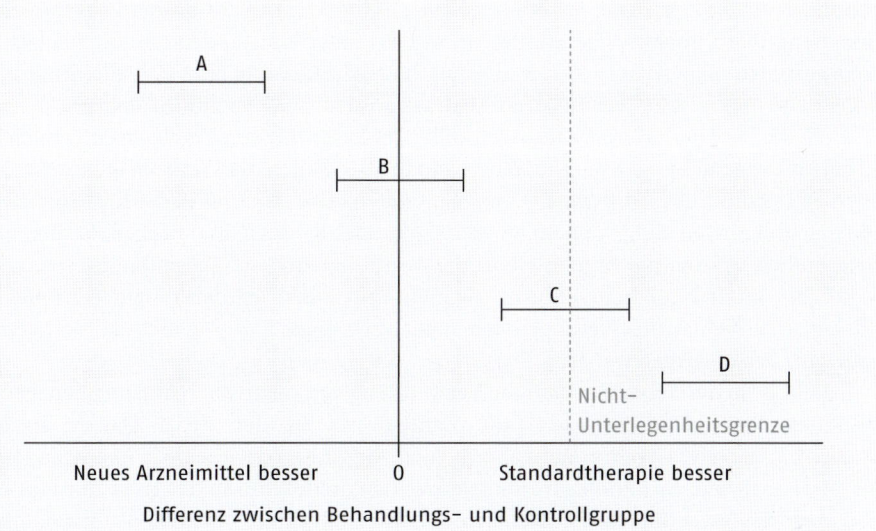

○ **Abb. 5.3** Beispiel für die Beurteilung von Nicht-Unterlegenheit. Gezeigt sind jeweils die Konfidenzintervalle für die Differenz des Therapieeffekts zwischen Behandlungs- und Kontrollgruppe. In den Fällen A und B ist Nicht-Unterlegenheit des Mittels in der Behandlungsgruppe gezeigt, da sich die Konfidenzintervalle vollständig links von der Nicht-Unterlegenheitsgrenze (gestrichelte Linie) befinden (zugunsten der Behandlungsgruppe). In Fall C ist keine eindeutige Beurteilung möglich, da das Konfidenzintervall die Nicht-Unterlegenheitsgrenze einschließt. In Fall D kann nicht auf Nicht-Unterlegenheit des Mittels in der Behandlungsgruppe geschlossen werden, da sich das Konfidenzintervall vollständig diesseits der Nicht-Unterlegenheitsgrenze (zugunsten der Kontrollgruppe) befindet (nach CONSORT).

sollten die Untersucher zusätzlich eine per-protocol-Analyse durchführen, die bei Nicht-Unterlegenheitsstudie den „worst case" abbildet. Im Idealfall sollten die beiden Analysen nicht gravierend voneinander abweichen.

5.4 Fallstricke in der Werbung

Vorsicht ist auch Werbeaussagen zu Arzneimitteln und Nahrungsergänzungsmitteln geboten. Inzwischen gibt es zahlreiche Untersuchungen, die belegen, dass der Leser durch die Werbung leicht zu fehlerhaften Schlussfolgerungen gelangen kann.

So finden sich für Aussagen zur Wirkung des Arzneimittels in vielen Fällen entweder gar keine Belege oder die entsprechenden Untersuchungen liegen nur dem Hersteller vor, wurden aber nicht veröffentlicht (data on file). In solchen Fällen ist es nicht nachzuvollziehen, ob die beworbenen Effekte tatsächlich in Studien nachgewiesen wurden.

Auch wenn als Beleg für die Werbeaussage Studien zitiert werden, lohnt es sich, genauer hinzuschauen. Denn nicht immer sind es tatsächlich randomisierte kontrollierte Studien, sondern manchmal auch Anwendungsbeobachtungen oder Laborversuche, die zitiert werden, ohne es entsprechend kenntlich zu machen. Als erster Anhaltspunkt kann dann eine Literaturrecherche, etwa in PubMed helfen, sich über die Art der Studie zu orientieren (▸ Kap. 9.3.2). Aber auch wenn es sich tatsächlich um eine randomisierte kontrollierte Studie handelt, lohnt ein genauer Blick: Denn nicht immer liegt tatsächlich eine methodisch hochwertige Studie vor, so dass unter Umständen ein erhebliches Verzerrungspotential besteht (▸ Kap. 3). Die methodische Qualität lässt sich allerdings in der Regel nicht im meist frei verfügbaren Abstract prüfen, sondern nur im Volltext.

Auch die Details der Werbeaussagen sollte der Leser mit den Ergebnissen vergleichen. So haben Untersuchungen gezeigt, dass nicht in allen Fällen die Werbeaussage tatsächlich mit dem Ergebnis übereinstimmt. Es ist nicht selten, dass nur ein Teil der Ergebnisse, etwa von nachträglichen Subgruppenanalysen zitiert wird, das Gesamtergebnis aber fehlt. Gelegentlich werden die Ergebnisse in der Werbung auch auf Patientengruppen ausgeweitet, die in der eigentlichen Studie gar nicht untersucht wurden. Vorsicht ist auch bei Aussagen zu Nebenwirkungen geboten („gut verträglich"), die manchmal verharmlost oder ganz verschwiegen werden.

Beliebt ist in der Werbung auch die Verwendung von relativen Risikoangaben statt der absoluten Risikoreduktion, weil die Zahlenwerte in der Regel größer ausfallen (▸ Kap. 4.2.5). Diese Größe erlaubt aber keinen Aufschluss darüber, wie häufig das Ereignis tatsächlich war. So kann sich eine relative Risikoreduktion in der Herzinfarktprävention von 75 % etwa berechnen, wenn in der Kontrollgruppe bei 20 % der Patienten ein Herzinfarkt aufgetreten ist, in der Behandlungsgruppe aber nur bei 5 % (absolute Risikoreduktion 15 %). Das gleiche Ergebnis in der relativen Risikoreduktion ergibt sich aber auch, wenn die Ereignisrate in der Kontrollgruppe bei 4 % und in der Behandlungsgruppe bei 1 % liegt (absolute Risikoreduktion 3 %).

Gerne werben Hersteller auch mit hochsignifikanten Unterschieden ihres Arzneimittels zur bisherigen Standardtherapie. Hier sollte der Leser sich aber nicht von niedrigen p-Werten blenden lassen, sondern hinterfragen, ob der Unterschied auch tatsächlich klinisch relevant ist (▸ Kap. 4.5.5). Auch bei grafischen Darstellungen ist Vorsicht geboten: So lässt sich bei fehlenden Achsenskalierungen oder Nulllinien nicht beurteilen, wie groß tatsächlich ein dargestellter Unterschied ist. Gleiches gilt auch bei abgeschnittenen Säulen.

Zunehmend häufiger wird auch in der Werbung auf Leitlinienempfehlungen verwiesen. Hinterfragen sollte man im Einzelfall allerdings, wie die jeweilige Empfehlung zustande gekommen ist (▸ Kap. 8.4) und sich auch informieren, ob die Aussage in der Werbung auch tatsächlich im Detail mit der jeweiligen Leitlinienempfehlung übereinstimmt.

5.5 Exkurs: Grundsätzliche Probleme bei der Publikation von Studienergebnissen

Untersuchungen in den letzten Jahren haben gezeigt, dass die Ergebnisse von durchgeführten Studien in vielen Fällen nicht oder nicht vollständig veröffentlicht werden. Dieses Phänomen bezeichnet man auch als Publikationsbias.

Die Nicht-Veröffentlichung kann dabei verschiedene Dimensionen annehmen: So werden einige Studien (besonders solche mit negativen Ergebnissen) gar nicht veröffentlicht, das gilt auch für Studien, die vorzeitig beendet wurden. Auch nachträgliche Veränderungen bei der Wahl der Endpunkte sowie bei Subgruppenanalysen sind keine Seltenheit. Bei anderen Publikationen dagegen fehlen Daten zu einzelnen Endpunkten oder Nebenwirkungen.

Für die Beurteilung des therapeutischen Stellenwerts von Arzneimitteln hat das gravierende Auswirkungen. Das hat etwa das Beispiel Reboxetin gezeigt. Veröffentlichte Studien hatten dem Antidepressivum ein positives Nutzen-Risiko-Verhältnis bescheinigt. Bei der Recherche stießen die Autoren einer Metaanalyse auf Hinweise zu unveröffentlichten Studien. Als der Hersteller die Daten – auf mehrfache Nachfrage hin – zur Verfügung stellte, wurde klar, dass bis zu diesem Zeitpunkt nur Studien mit positiven Ergebnissen veröffentlicht worden waren. Nach Einschluss aller Daten in die Metaanalyse ließ sich kein Nutzen mehr für Reboxetin nachweisen. Die Autoren stellten fest, dass der Publikationsbias auch dazu geführt hatte, dass die Risiken des Wirkstoffs deutlich unterschätzt wurden. Ähnliche Auswirkungen hatte ein Publikationsbias auch auf die Bewertung von Neuraminidasehemmern zur Therapie der Influenza.

Aus diesem Grund fordern Experten, etwa im Rahmen der AllTrials-Kampagne (www.alltrials.net), dass alle klinischen Studien vor Beginn in entsprechenden Studienregistern registriert werden und die Veröffentlichung der Ergebnisse obligatorisch ist. Damit soll gewährleistet werden, dass zukünftig negative Studienergebnisse nicht so leicht wie bisher unterschlagen werden können. Die Registrierung der entsprechenden Studien haben auch einige medizinische Fachzeitschriften (etwa British Medical Journal, The Lancet, Journal of the American Medical Association) bereits als Voraussetzung für die Publikation der Ergebnisse etabliert. Seit Anfang 2013 ist es für Veröffentlichungen im British Medical Journal auch obligatorisch, dass die Autoren auf Nachfrage die anonymisierten Studiendaten für andere Forscher zur Verfügung stellen, um unabhängige Re-Analysen zu ermöglichen.

In den USA besteht die Verpflichtung zur Vorab-Registrierung von Studien bereits seit 1997, seit 2007 müssen auch Zusammenfassungen der Ergebnisse innerhalb eines Jahres veröffentlicht werden. Untersuchungen haben jedoch gezeigt, dass die Verantwortlichen dieser Verpflichtung nicht immer nachkommen und es zum Teil deutliche Abweichungen zwischen dem Studienprotokoll und den veröffentlichten Daten gibt. Verstöße gegen die Regelungen werden bisher allerdings nicht in allen Fällen und regelmäßig sanktioniert.

Auch in Europa gibt es bereits seit 2004 eine Registrierungspflicht für Studien, die im Rahmen der Arzneimittelzulassung genutzt werden sollen – allerdings blieben die entsprechenden Daten der Öffentlichkeit lange vorenthalten und waren nur für die Arzneimittelbehörden zugänglich. Durch eine 2014 verabschiedete Fassung der europäischen Regelung über klinische Studien (Clinical Trials Regulation, die die vorhergehende Clinical Trials Directive ablöst) sollen ab dem Jahr 2015 auch die Ergebnisberichte von klinischen Studien frei zugänglich sein. Die neue Gesetzgebung gilt allerdings nur prospektiv. Experten fordern aber, auch die Studiendaten von bereits jetzt zugelassenen Arzneimitteln vollständig verfügbar zu machen.

Untersuchungen haben gezeigt, dass Publikationsbias bei herstellerfinanzierten Studien häufiger vorkommt als bei unabhängigen. Deshalb sollten die Autoren auch immer offenlegen, ob und in welchem Umfang der Hersteller an der Durchführung der Studie und der Erstellung der Publikation beteiligt war. Aus Gründen der Transparenz sind Angaben zur Finanzierung auch notwendig und sinnvoll, wenn öffentliche Stellen die Studie unterstützt haben.

5

6 Die Anwendbarkeit der Studie beurteilen

In einer Fachzeitschrift lesen Sie einen Beitrag über ein neues Medikament, das bei Patienten mit koronarer Herzkrankheit eingesetzt werden soll. In einer Studie haben sich bei Einnahme des Mittels die Blutfettwerte bei der Mehrzahl der Patienten verbessert. „Das ist ja eigentlich gut", denken Sie. Allerdings wissen Sie auch, dass bei einer koronaren Herzkrankheit die Blutfettwerte nur einer von mehreren Risikofaktoren für einen Herzinfarkt sind. Ob das neue Mittel das Risiko für einen Herzinfarkt tatsächlich reduziert, wurde in der Studie allerdings nicht untersucht.

Die vorhergehenden Kapitel haben sich mit Aspekten beschäftigt, die die interne Validität von klinischen Studien betreffen. Interne Validität bedeutet etwas salopp formuliert: Ist die Studie so angelegt und wurde sie in einer Weise durchgeführt, dass ich den Ergebnissen trauen kann? Eine Studie mit einer hohen internen Validität kontrolliert zuverlässig Einflüsse wie Bias, Confounder und Zufall, die neben der eigentlich untersuchten Intervention (etwa einem bestimmten Arzneimittel) das Ergebnis der Studie beeinflussen.

Wenn eine klinische Studie zu einer bestimmten Fragestellung eine hohe interne Validität aufweist, heißt das aber noch nicht automatisch, dass die Studie bei der Beratung eines konkreten Patienten tatsächlich weiterhilft. Ob und in welchem Maß das tatsächlich zutrifft, wird gelegentlich auch mit dem Begriff „externe Validität" beschrieben (o Abb. 6.1). Der Begriff ist allerdings nicht genau definiert und wird etwa im Sinne von Anwendbarkeit, Generalisierbarkeit, Übertragbarkeit, kurz der „Alltagsrelevanz" der Studienergebnisse gebraucht.

Eine niedrige externe Validität einer klinischen Studie kann etwa dadurch entstehen, dass in der Studie keine klinisch relevante Fragestellung untersucht wurde oder in der Studie ein sehr spezielles Patientenkollektiv eingeschlossen wurde. Zusätzlich können aber auch etwa die Bedingungen der Studie nicht umsetzbar sein, beispielsweise wenn sehr aufwändige Untersuchungen in einem Universitätsklinikum durchgeführt wurden, die im Alltag der ambulanten medizinischen Versorgung nicht gegeben sind.

Will man die Ergebnisse einer klinischen Studie etwa bei der Beratung in der Selbstmedikation anwenden, müssen also vorher neben der internen Validität weitere Aspekte überprüft werden. Dazu gehört etwa die Frage, ob in der Studie tatsächlich der Einfluss des Arzneimittels auf klinisch relevante Zielgrößen gemessen wurde. Außerdem sollte sich der Apotheker kritisch fragen, ob es möglicherweise Gründe gibt, dass die an den Studienprobanden erhobenen Daten nicht auf den betreffenden Patienten übertragbar sind. Und schließlich sollte er auch das Verhältnis von Patientennutzen, möglichen Nebenwirkungen, Kosten und Aufwand berücksichtigen.

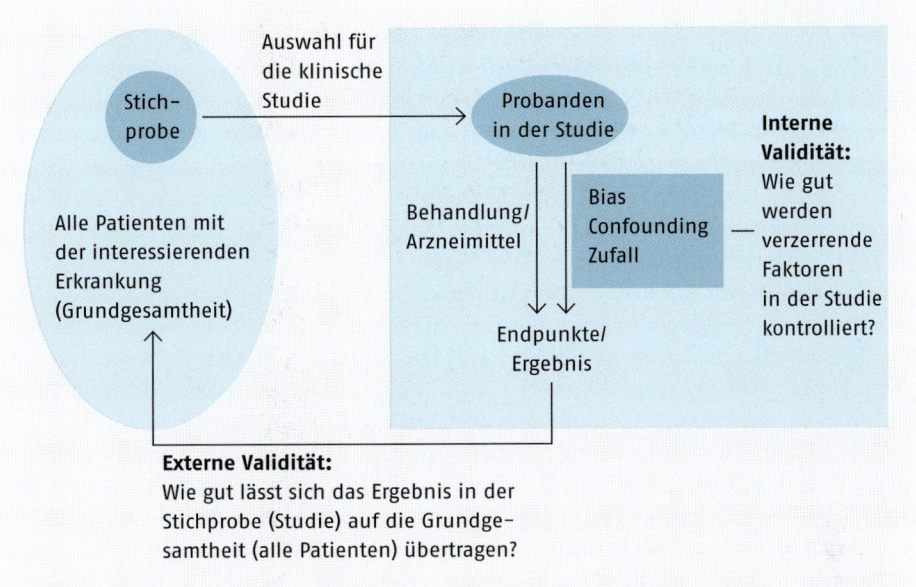

o **Abb. 6.1** Verhältnis von externer und interner Validität einer Studie. Die interne Validität der Studie wird vor allem durch methodische Aspekte bestimmt, also wie gut in der Studie systematische Verzerrungen (Bias), Störfaktoren (Confounder) und zufällige Effekte kontrolliert werden. Die externe Validität misst sich daran, wie gut die Ergebnisse der Studie auf einen bestimmten Patienten übertragen werden können, der nicht in der Studie untersucht wurde (nach Fletcher 2011).

6.1 Klinische Relevanz der Endpunkte

Wichtig ist ein kritischer Blick auf die Frage, welche Zielgrößen oder Endpunkte in der Studie überhaupt untersucht worden sind. Im Idealfall handelt es sich um einen patientenrelevanten Endpunkt, also eine Zielgröße, die sich daran orientiert, was der Patient unter einem Nutzen in seiner Krankheits- oder Gesundheitssituation verstehen würde. Dazu würden etwa eine verringerte Sterblichkeit gehören, weniger Knochenbrüche bei Osteoporose-Patienten, keine Amputation oder Dialysepflicht bei einem Diabetiker oder die Verhinderung eines Herzinfarkts bei einem Patienten mit koronarer Herzkrankheit.

In klinischen Studien werden diese Größen jedoch nicht immer untersucht. Dafür sind eine Reihe von Gründen verantwortlich: So ist in der Regel eine längere Studienlaufzeit erforderlich, um solche langfristigen Gesundheitsfragen tatsächlich beantworten zu können. Daneben sind die entsprechenden Ereignisse außer bei Hochrisiko-Patienten außerdem eher selten, so dass auch eine größere Anzahl von Patienten in die Studie eingeschlossen werden muss. Beides ist meist ziemlich kostspielig.

Deshalb werden in Studien häufig sogenannte Surrogatparameter untersucht, von denen man annimmt, dass sie mit patientenrelevanten Endpunkten in einem Zusammenhang stehen. In der Regel sind dies Laborparameter wie Blutdrucksenkung, HbA_{1c}-Wert bei Diabetikern oder die Knochendichte bei Osteoporose-Patienten. Diese Parameter können schnell erfasst werden, lassen sich bei allen Patienten bestimmen und ermöglichen in der Regel kürzere Studienlaufzeiten.

Allerdings ist nicht immer klar, ob Surrogatparameter tatsächlich zuverlässige Stellvertreter für patientenrelevante Endpunkte sind. Bei einem Typ-2-Diabetes mellitus weiß man etwa, dass es eine starke Korrelation zwischen dem HbA_{1c}-Wert und mikrovaskulären Folgeerkrankungen (etwa Schäden an Niere, Netzhaut oder Nervensystem) gibt. Weniger klar ist der Zusammenhang jedoch mit kardiovaskulären Komplikationen, die zu den häufigsten Todesursachen bei Diabetikern gehören. Ergebnisse von zahlreichen Studien deuten darauf hin, dass das kardiovaskuläre Risiko nicht allein durch den Blutzuckerspiegel bestimmt wird und eine zu starke Senkung des HbA_{1c}-Wertes die Mortalität bei Typ-2-Diabetikern sogar noch erhöhen kann.

Auch Studien mit Antiarrhythmika haben in der Vergangenheit gezeigt, dass die Verwendung von Surrogatparametern in klinischen Studien unter Umständen sogar vollständig in die falsche Richtung führen kann: Die Mittel hatten zwar bei Patienten nach einem Herzinfarkt zu den gewünschten EKG-Veränderungen geführt, jedoch die Sterblichkeit in der Behandlungsgruppe sogar noch ansteigen lassen.

Untersuchungen haben auch Belege dafür geliefert, dass in Studien, die als Zielgrößen Surrogatparameter verwenden, die Behandlungseffekte häufig größer ausfallen als in Studien, die patientenrelevante Endpunkte nutzen. Experten fordern deshalb, dass in klinischen Studien bevorzugt patientenrelevante Endpunkte untersucht werden sollten. Daran orientiert sich etwa auch die frühe Nutzenbewertung nach dem AMNOG. In der Beratung sollte man ebenfalls solche Studien bevorzugen, wenn es um die Ableitung von Empfehlungen geht. Problematisch ist allerdings, dass je nach Indikation solche Studien nicht immer bereits zum Zeitpunkt der Zulassung vorliegen.

6.2   Übertragbarkeit auf einen konkreten Patienten

Bei der Bewertung von Studien sollte man sich auch die Frage stellen, wie gut sich das Ergebnis der Studie auf den Patienten übertragen lässt, der in der Apotheke vor einem steht, beziehungsweise in welchem Maß es auf die konkrete Situation anwendbar ist. Dabei gilt es eine Reihe von Faktoren zu beachten, die die Person des Patienten und seine Erkrankung betreffen.

So handelt es sich um Patienten, die im Rahmen von klinischen Studien behandelt werden, meist um streng selektierte Probanden, die bestimmte Ein- und Ausschlusskriterien erfüllen müssen. Zu den Einschlusskriterien gehört in der Regel ein bestimmtes Krankheitsstadium, während andere Begleitumstände (etwa höheres Lebensalter, andere Erkrankungen, Niereninsuffizienz) häufig ausgeschlossen sind. Für die Studie ist das aus zwei Gründen sinnvoll: Zum einen lassen sich mögliche Effekte in einem möglichst homogenen Patientenkollektiv leichter nachweisen, zum anderen sollen Patienten mit bisher unzureichend untersuchten Risikofaktoren möglichst wenig gefährdet werden. Das gilt besonders für Zulassungsstudien, in denen neue Wirkstoffe untersucht werden.

Patienten, die im Rahmen von solchen Studien untersucht werden, unterscheiden sich deshalb meist vom durchschnittlichen Patienten im Apothekenalltag. Besonders deutlich wird das etwa bei älteren Patienten, die häufig unter einer ganzen Reihe von Erkrankungen leiden. Solche multimorbiden Patienten werden jedoch nur sehr selten in klinischen Studien berücksichtigt.

Das heißt jedoch nicht zwangsläufig, dass die Ergebnisse von Studien gar nicht auf Alltagsbedingungen übertragbar wären. Allerdings sollte man bei der Bewertung der externen Validität darauf achten, ob bestimmte Aspekte gegen eine Anwendbarkeit der Studienergebnisse auf einen konkreten Patienten sprechen und ob es Anhaltspunkte dafür gibt, dass sich die positiven Effekte der Therapie bei dem konkreten Patienten eventuell nicht in gleichem Ausmaß wie in der Studie auswirken können. In der Praxis sollte man besonders auf die Kriterien Krankheitsstadium, stark abweichende Altersgruppen sowie ein sehr unterschiedliches Basisrisiko für eine Erkrankung achten.

Ein Beispiel: Ein Mittel gegen Arthrose wird bei Patienten zwischen 55 und 65 Jahren mit leichten Schmerzen und Funktionalitätseinschränkungen sowie leichtem Übergewicht untersucht. Dann sind die Ergebnisse vermutlich auf Patienten mit ähnlichem Krankheitsstadium übertragbar, auch wenn sie etwas jünger oder etwas älter als die in der Studie untersuchten Patienten sind. Ob das Mittel jedoch bei Patienten mit sehr starkem Übergewicht oder stärkeren Beeinträchtigungen genau so gut hilft, kann im Gegensatz dazu nicht so sicher gesagt werden.

Ähnliches müsste man wahrscheinlich auch bei einer Statintherapie zur Senkung des kardiovaskulären Risikos hinterfragen: Ein Patient, der gleichzeitig unter einer anderen lebensverkürzenden Erkrankung leidet (etwa einem Tumor, der nur wenig auf die Behandlung anspricht), profitiert vermutlich deutlich weniger als ein Patient, der sonst unter keiner weiteren beeinträchtigenden Krankheit leidet.

Auch die Ergebnisse von Studien mit Erwachsenen lassen sich beispielsweise nicht ohne weiteres auf Kleinkinder übertragen. Das gilt selbst dann, wenn die Dosierung an das Körpergewicht angepasst wird. Denn es ist bekannt, dass die Pharmakokinetik und Pharmakodynamik von Arzneistoffen besonders bei kleineren Kindern deutlich von der bei Erwachsenen abweichen kann.

Unterschiede im Basisrisiko können die Übertragbarkeit einer Studie ebenfalls einschränken. So ist es etwa fraglich, ob ein Mittel zur Prophylaxe von Reisedurchfall, das bei Rucksackreisenden in den Tropen gute Erfolge erzielt hat, in gleichem Ausmaß auch einen Kunden schützen würde, der Urlaub in einem Fünf-Sterne-Hotel im europäischen Mittelmeerraum macht. Da dieser Kunde ein deutlich geringeres Basisrisiko aufweist, hätte er vermutlich auch einen geringeren Nutzen von der Einnahme des Mittels. Ebenso unterscheiden sich die Ergebnisse aus Untersuchungen an Frauen zur Prophylaxe von Harnwegsinfekten vermutlich auch deutlich von denen an Männern mit der gleichen Erkrankung, da Männer und Frauen durch die unterschiedlichen Längen der Harnröhre ein ungleiches Basisrisiko für Harnwegsinfekte aufweisen.

Auch im Hinblick auf Nebenwirkungen, Therapietreue oder sachgerechte Anwendung eines Arzneimittels ist bei der Anwendbarkeit unter Umständen Vorsicht geboten. Beispielsweise könnte eine Untersuchung mit einem Schlafmittel zu dem Schluss kommen, dass bei durchschnittlichen Patienten kein Abhängigkeitspotential besteht. Diese Ergebnisse sind vermutlich nicht oder nur eingeschränkt auf einen Patienten übertragbar, bei dem Hinweise auf eine Suchtgefährdung vorliegen oder der bereits in der Vergangenheit mit einer Suchtproblematik zu kämpfen hatte.

Gelegentlich wird versucht, die Übertragbarkeit einer Studie mit Hilfe von Ergebnissen aus Subgruppenanalysen zu bewerten. In welchen Fällen das möglich ist oder eher mit Vorsicht zu betrachten, wurde bereits in ▸ Kap. 5.2.2 ausführlich erläutert.

6.3   Abwägung von Nutzen, Nebenwirkungen, Kosten und Machbarkeit

Ob die Ergebnisse einer Studie im Versorgungsalltag umsetzbar sind, hängt neben dem Nutzen und den Eigenschaften des Patienten auch von möglichen Nebenwirkungen sowie den Kosten und gegebenenfalls der Machbarkeit, etwa von notwendigen Kontrolluntersuchungen, ab.

Alle Medikamente, die eine Wirkung zeigen, haben in der Regel auch Nebenwirkungen. Bei der kritischen Lektüre von klinischen Studien sollte man auch darauf achten, ob das Ausmaß der unerwünschten Wirkungen ausreichend berichtet und in der Diskussion entsprechend berücksichtigt wird. Das ist wichtig, um das Verhältnis von Nutzen und Risiken einer Arzneimittelbehandlung bei einem bestimmten Patienten richtig abschätzen zu können. Dabei sollte der Apotheker nicht nur auf die Häufigkeit, sondern auch auf den Schweregrad bestimmter Nebenwirkungen achten.

Ob Nebenwirkungen bei einer medikamentösen Therapie akzeptabel sind, hängt auch davon ab, wie schwer die Grunderkrankung ist oder wie hoch etwa bei einer Indikation in der Selbstmedikation der Leidensdruck des Patienten ist. Bei geringfügigen gesundheitlichen Beschwerden, die nicht besonders stark sind oder eine schnelle Tendenz zur Selbstheilung aufweisen, ist der Patient also möglicherweise weniger bereit, Nebenwirkungen der Pharmakotherapie in Kauf zu nehmen als bei Beschwerden, die zu starken Beeinträchtigungen führen.

Die Berücksichtigung von Nebenwirkungen bei der Entscheidungsfindung in der Beratung kann auch zu der Frage führen, ob bestimmte Symptome überhaupt medikamentös behandelt werden müssen oder ob vielleicht physikalische Methoden, Ernährungsumstellung oder Bettruhe auch ausreichend sind. Dabei spielen auch wieder die Patienteneigenschaften eine Rolle: So würde man einem Patienten mit Schnupfen, der unter schwer einstellbarer Hypertonie leidet, von einem abschwellendem Nasenspray mit einem α-Sympathomimetikum trotz hervorragender Wirksamkeit aus Sicherheitsgründen eher abraten und eventuell als Alternative ein Kochsalz-Nasenspray anbieten, das nur physikalisch wirkt.

Ähnliches gilt auch, wenn trotz der exzellenten Studienlage zur Wirksamkeit eines bestimmten Mittels mögliche Nebenwirkungen bei bestimmten Patienten eher für ein alternatives Arzneimittel sprechen. Ein Beispiel aus der Selbstmedikation: Aus einer Studie entnimmt der Apotheker die Information, dass bei Spannungskopfschmerzen Brausetabletten mit Acetylsalicylsäure die Beschwerden schneller lindern als eine entsprechende Dosis Paracetamol. Allerdings traten in der Studie in der Patientengruppe, die mit Acetylsalicylsäure behandelt wurden, mehr Fälle von Magenbeschwerden auf. Wenn ein Patient in der Selbstmedikation ein Mittel gegen Spannungskopfschmerzen verlangt, kann der Apotheker das Risiko für Nebenwirkungen entsprechend berücksichtigen. So wird er bei einem Patienten, der über einen empfindlichen Magen berichtet, eher zu einem Mittel mit Paracetamol raten, auch wenn keine expliziten Kontraindikationen gegen die Gabe von Acetylsalicylsäure vorliegen.

Allerdings sollte man beachten, dass in manchen Fällen die Übertragbarkeit der Studienergebnisse auch im Hinblick auf Nebenwirkungen nicht immer problemlos möglich ist. So ist es etwa fraglich, ob Ausmaß und Schweregrad der Nebenwirkungen tatsächlich gleich sind, wenn der Patient ein Mittel nach ärztlicher Empfehlung in höheren Dosierungen über einen längeren Zeitraum einnimmt oder bestimmungsgemäß in der Selbstmedikation anwendet (in der Regel nur über wenige Tage und in niedrigeren Dosierungen). Meist unterscheiden sich auch die Patienten im Hinblick auf ihren Gesamt-Gesundheitszustand. Ein Beispiel: In einer Studie wird das Risiko für gastrointestinale Nebenwirkungen bei älteren Patienten mit rheumatoider Arthritis untersucht, die Gelenkschmerzen während eines Schubs über sechs Wochen mit hochdosiertem Ibuprofen behandeln. Sehr wahrscheinlich liegt das Risiko deutlich niedriger bei einem jüngeren Mann, der sich beim Fußballspielen eine Zerrung zugezogen hat und für drei Tage Ibuprofen in einer Dosierung einnimmt, die in der Selbstmedikation zulässig ist.

Die Beispiele machen deutlich: Externe Validität einer Studie und die Frage nach der Anwendbarkeit der Ergebnisse sind keine absoluten Größen, sondern müssen für jede Situation und jeden Patienten neu überprüft werden. Aus diesem Grund kann es auch keine starre Checklist für die entsprechenden Punkte geben. Man sollte umgekehrt aber auch beachten, dass man die Frage nach der externen Validität gar nicht erst stellen muss, wenn die interne Validität nicht gewährleistet ist.

6.4 Shared decision making

Ähnliche Abwägungen wie zu Nebenwirkungen sind auch im Hinblick auf die Kosten oder die Handhabbarkeit beziehungsweise Machbarkeit einer Therapie möglich. Bei solchen Abwägungen spielen häufig nicht nur medizinische oder pharmazeutische Aspekte eine Rolle, sondern auch die Wertvorstellungen und Wünsche des Patienten. Das Verfahren, die Abwägung von Vor- und Nachteilen einer Behandlung unter Berücksichtigung der persönlichen Präferenzen gemeinsam mit dem Patienten vorzunehmen, wird auch als „shared decision making" (partizipative Entscheidungsfindung) bezeichnet.

Wesentlicher Bestandteil ist die Information des Patienten über Nutzen und Risiken der Behandlung sowie die Konsequenzen einer Nicht-Behandlung. Diese Information sollte so objektiv wie möglich sein und den Patienten möglichst nicht beeinflussen. Auch sollte man den Patienten explizit nach seinen Werten befragen (etwa „Was ist Ihnen wichtiger?") – sowohl im Hinblick auf die zu erwartenden positiven Effekte der Therapie als auch zu eventuellen Nebenwirkungen. Dann kann der Patient selbst eine informierte Entscheidung treffen.

Bei der Beratung in der Selbstmedikation sollte der Apotheker dem Patienten also beschreiben, welche Effekte er tatsächlich von dem Medikament erwarten kann und mit welchen Nebenwirkungen er im Gegenzug rechnen muss. Auch die Kosten der Behandlung stellen in diesem Zusammenhang eine wichtige Information für den Patienten dar. Gerade bei Indikationen der Selbstmedikation wie etwa Erkältung oder Durchfall sollte der Patient auch darüber informiert werden, wie die Erkrankung in der Regel natürlich verläuft und wie schnell eine Selbstlimitierung der Symptome zu erwarten ist, wenn der Patient keine Arzneimittel einnimmt.

Die Entscheidung, ob die Erkrankung überhaupt medikamentös behandelt werden soll und wenn ja, um welchen Preis (im Hinblick auf Kosten und mögliche Nebenwirkungen), kann von Patient zu Patient sehr unterschiedlich ausfallen. Allerdings sollte der Apotheker auch beachten, dass nicht jeder Patient in gleichem Maß an der Entscheidung mitwirken will. Das gilt es ebenfalls im Beratungsgespräch herauszufinden.

6

6.5   Exkurs: Ideen für Studiendesigns mit höherer Anwendbarkeit

Grundsätzlich besteht die Problematik der Anwendbarkeit im Versorgungsalltag und die Übertragbarkeit auf den einzelnen Patienten bei nahezu allen klinischen Studien. Um diese Aspekte zu verbessern, sind weiterführende Konzepte entwickelt worden. Dazu zählen pragmatische Studien und „n = 1"-Studien.

6.5.1   Pragmatische Studien

Um die Problematik etwa von zu strengen Ein- und Ausschlusskriterien im Hinblick auf die Übertragbarkeit der Studienergebnisse zu reduzieren, fordern Experten Studien durchzuführen, die mehr den Alltagsbedingungen entsprechen. Diese Studien werden auch als „pragmatische Studien" bezeichnet (Effektivitätsstudien, effectiveness trials). Dieser Begriff grenzt sich von „explorativen Studien" ab, die die grundsätzliche Wirksamkeit unter Idealbedingungen prüfen (Wirksamkeitsstudien, efficacy trials), wie sie etwa für die Zulassung von Arzneimitteln durchgeführt werden. Pragmatische Studien folgen den üblichen Regeln für randomisierte kontrollierte Studien, weisen jedoch einige Besonderheiten auf.

So sollten die Studien nicht in hochspezialisierten Zentren durchgeführt werden, sondern möglichst in dem Setting, in dem später auch die Patienten behandelt werden (also etwa nicht in der Ambulanz eines Universitätsklinikums, sondern in einer üblichen Hausarztpraxis). Bei der Auswahl der Patienten sollte es möglichst wenig Einschränkungen geben. Das gilt besonders im Hinblick auf typische Komorbiditäten, die häufig im Zusammenhang mit einer Erkrankung auftreten (etwa beginnende Einschränkungen der Nierenleistung bei einem Typ-2-Diabetes).

Bei der untersuchten Intervention, also etwa der Gabe eines bestimmten Arzneimittels, kann im Alltag ebenfalls eine höhere Flexibilität sinnvoll sein, etwa bei der Dosisfindung je nach Eigenschaften des Patienten – beispielsweise eine langsamere Auftitrierung der Dosis als üblich, wenn der Patient schon älter oder gebrechlicher ist. Das kann in Studien mit pragmatischem Ansatz entsprechend berücksichtigt werden.

Als Endpunkte werden in pragmatischen Studien üblicherweise keine Surrogatparameter erhoben (siehe oben), sondern patientenrelevante Endpunkte. Die Auswertung der Studie erfolgt grundsätzlich als intention-to-treat-Analyse (▶ Kap. 5.1), so dass das Ergebnis Aufschluss über die Behandlung unter Alltagsbedingungen liefert, mit allen Problemen, die in diesem Zusammenhang auftreten können (etwa schlechte Adhärenz der Patienten).

Grundsätzlich gilt jedoch, dass Studien nicht entweder „pragmatisch" oder „explorativ" sind, sondern dass im Hinblick auf die genannten Aspekte vielmehr ein Kontinuum besteht, bei denen eine Studie mehr zum einen oder zum anderen Pol neigt.

6.5.2   „N = 1"-Studien

Randomisierte kontrollierte Studien können auch an einem einzelnen Patienten durchgeführt werden. Solche Studien werden auch als „n = 1"-Studien („n-of-1" trials) bezeichnet. In der Regel soll in dieser Studie der Effekt von zwei verschiedenen Behandlungen verglichen werden. Dabei erhält der Patient in randomisierter Reihenfolge für eine definierte Zeitdauer abwechselnd eine der beiden Behandlungsoptionen (mehrfaches Crossover). Zwischen den beiden Behandlungen muss jeweils eine angemessene Behandlungspause (Auswaschphase) sein, um Übertragungseffekte zu vermeiden.

Anwendbar sind solche Studien bei chronischen Erkrankungen mit stabilem Verlauf, bei denen der Behandlungseffekt schnell eintritt und die Erkrankungsintervalle weit genug auseinander liegen, so dass die Effekte jeweils getrennt bewertet werden können. Ein typisches Beispiel wäre etwa ein Migränepatient, bei dem es schwierig ist, ein passendes Mittel zur Behandlung der Migräneattacken zu finden. Eine „n = 1"-Studie kann dann ein besserer Ansatz als das übliche Verfahren von „Versuch und Irrtum" bilden.

Vertretbar sind solche Studien, wenn die bisher vorliegende Evidenz für die betreffende Fragestellung aus großen randomisierten kontrollierten Studien widersprüchlich ist oder ganz fehlt oder wenn bei diesen Studien die Behandlungseffekte von Patient zu Patient sehr unterschiedlich ausgefallen sind.

„N = 1"-Studien können auch in systematischen Übersichtsarbeiten zusammengefasst werden. So lassen sich auch Anhaltspunkte dafür gewinnen, wie verschieden Patienten mit einer bestimmten Erkrankung auf eine definierte Pharmakotherapie ansprechen.

6

7 Übersichtsarbeiten

Eigentlich habe ich keine Zeit, Originalstudien zu lesen – wie soll man denn auch den Überblick behalten und sich einen Reim auf die teilweise kontroversen Ergebnisse machen? Deshalb habe ich mir jetzt eine Übersichtsarbeit besorgt. Der Autor schreibt, dass das Mittel bei Wechseljahresbeschwerden wirklich sinnvoll ist. Das belegt er auch mit Studien. Und als Experte muss er es ja wissen.

Vergleicht man klinische Studien, die zur gleichen Fragestellung durchgeführt wurden, ergeben sich häufig abweichende, manchmal sogar widersprüchliche Ergebnisse. Um die bestverfügbare Evidenz zu einer klinische Fragestellung zu erhalten, muss man aber prinzipiell alle Studien berücksichtigen. Für den Beratungsalltag ist das in der Regel jedoch nicht praktikabel. Aus diesem Grund sind Übersichtsarbeiten für die Praxis eine wichtige Quelle „vorbewerteter Evidenz".

Übersichtsarbeiten sind besonders dann hilfreich, wenn die Studienlage sehr unübersichtlich oder widersprüchlich ist. Allerdings handelt es sich nicht bei jedem Artikel, der mit „Übersichtsarbeit" oder „Review" gekennzeichnet ist und sich auf einzelne Studien stützt, tatsächlich um eine zuverlässige Quelle.

7.1 Narrative versus systematische Reviews

In Fachzeitschriften finden sich häufig sogenannte „narrative" Übersichtsarbeiten (Synonym: selektive Literaturübersicht). Bei diesen wählt der Autor in der Regel für eine klinische Fragestellung die Studien selektiv aus und bewertet sie nach eigenen Gesichtspunkten. Häufig ist für den Leser nicht nachvollziehbar, welche Kriterien dabei angelegt werden. Viele Autoren trennen ihre persönliche Erfahrung und Meinung nicht von der tatsächlichen Evidenz aus klinischen Studien. In vielen Fällen bewerten sie auch die Aussagekraft der verschiedenen Studientypen nicht und/oder eine Überprüfung der Qualität der einzelnen Studien fehlt teilweise oder vollständig. Dadurch wird es schwierig, einen verlässlichen Überblick über die bestehende Evidenz und eventuelle Einschränkungen der Aussagekraft der eingeschlossenen Studien zu erhalten.

Systematische Übersichtsarbeiten (englisch: systematic reviews) dagegen folgen einer festgelegten Methodik, die transparent und nachvollziehbar ist. Sie sollen nach Möglichkeit alle publizierten Studien zu einem bestimmten Thema berücksichtigen, dabei werden für die Literatursuche vorher definierte Ein- und Ausschlusskriterien festgelegt. Die Autoren bewerten ausführlich die Qualität der gefundenen Studien und fassen die Ergebnisse der einzelnen Studien nach einer vorher festgelegten Methode zusammen. Bei quantitativen Auswertungen spricht man auch von einer Metaanalyse (siehe unten).

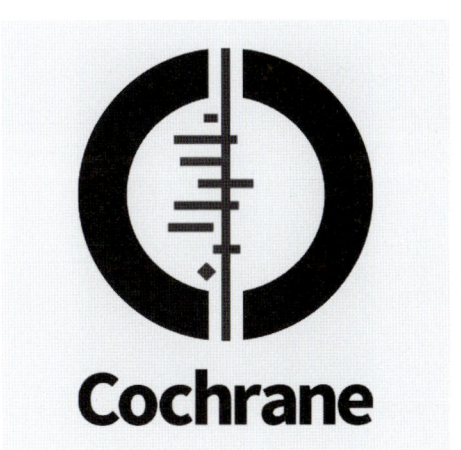

○ **Abb. 7.1** Logo der Cochrane Collaboration

Systematische Übersichtsarbeiten und Metaanalysen werden von verschiedenen Organisationen bzw. Arbeitsgruppen erstellt. Die wichtigste ist die Cochrane Collaboration, die 1993 gegründet wurde und sich inzwischen zu einem internationalen Netzwerk von Wissenschaftlern entwickelt hat. Ziel der Cochrane Collaboration ist die Erstellung, Aktualisierung und Veröffentlichung von systematischen Übersichtsarbeiten zur Wirksamkeit von Interventionen im Gesundheitsbereich.

Das Logo (○ Abb. 7.1) illustriert den Erkenntnisgewinn durch systematische Reviews: Dargestellt ist ein schematisches Bild (Forest Plot, ▸ Kap. 7.6.3) einer Metaanalyse zur Wirksamkeit einer Steroidgabe bei vorzeitigen Wehen im Hinblick auf die Lungenfunktion des Babys. Zwar gab es entsprechende Hinweise aus randomisierten kontrollierten Studien auf einen Nutzen der Intervention bereits spätestens seit 1982, beachtet wurden die Erkenntnisse jedoch erst mit Publikation der Metaanalyse im Jahr 1989.

Geschätzt werden die Cochrane Reviews vor allem wegen ihrer stringenten Systematik, die in einem eigenen Handbuch (Cochrane Handbook of systematic reviews) niedergelegt ist. Die Cochrane Collaboration veröffentlicht die Cochrane Reviews in der Cochrane Library (▸ Kap. 9.3.3).

Organisiert ist die Arbeit der Cochrane Collaboration in meist themenbezogenen Review Gruppen, von denen es inzwischen 52 gibt. Die Review Gruppen bilden in der Regel interdisziplinäre Teams, in denen Kliniker, Methodik-Experten, Spezialisten für Recherche und Statistik zusammenarbeiten. Daneben sind in vielen Ländern regionale Cochrane-Zentren etabliert, die die Review Gruppen unterstützen und auch methodische Kurse und Weiterbildungen anbieten. Das Cochrane-Zentrum für den deutschen Sprachraum ist in Freiburg (Breisgau) angesiedelt, weitere Zweigstellen finden sich für die Schweiz in Lausanne, für Österreich in Krems.

7.2   Qualitätssicherung bei systematischen Übersichtsarbeiten

Bei der Erstellung von systematischen Übersichtsarbeiten gibt es einige Schritte, durch die Verzerrungen in der Bewertung der Evidenz entstehen können. Deshalb ist es wichtig, auch systematische Übersichtsarbeiten kritisch zu hinterfragen. Die folgenden Abschnitte erklären, auf welche Aspekte man in den einzelnen Phasen einer systematischen Über-

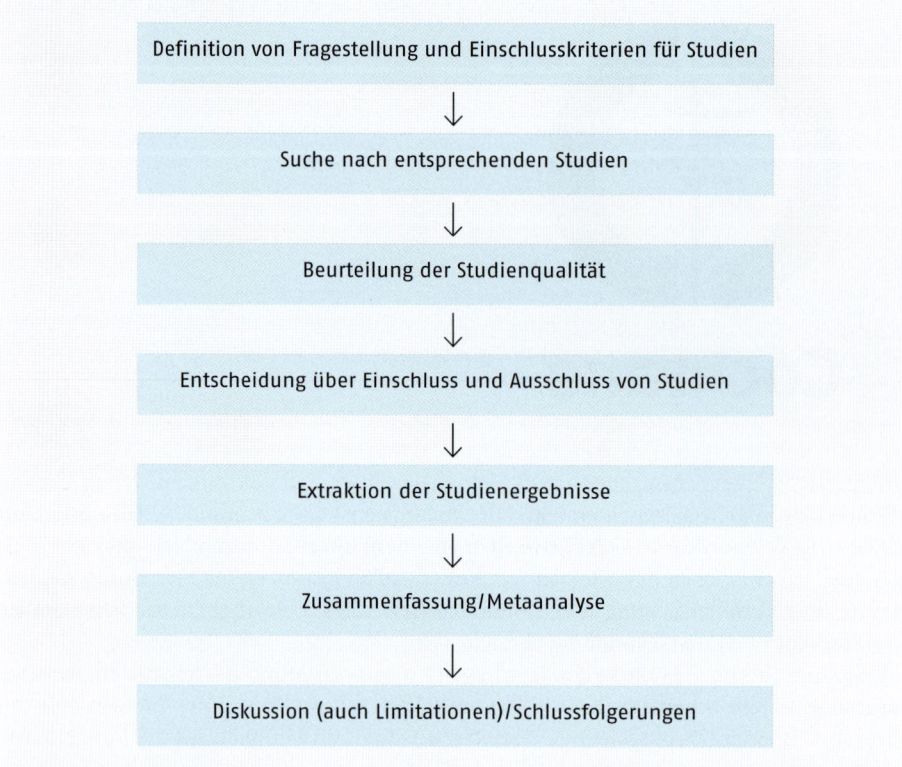

Definition von Fragestellung und Einschlusskriterien für Studien

↓

Suche nach entsprechenden Studien

↓

Beurteilung der Studienqualität

↓

Entscheidung über Einschluss und Ausschluss von Studien

↓

Extraktion der Studienergebnisse

↓

Zusammenfassung/Metaanalyse

↓

Diskussion (auch Limitationen)/Schlussfolgerungen

○ **Abb. 7.2** Arbeitsschema bei einer systematischen Übersichtsarbeit (nach Greenhalgh 2014)

sichtsarbeit (○ Abb. 7.2) achten muss. Eine zusammenfassende Checkliste für die kritische Bewertung von systematischen Reviews findet sich im ▸ Anhang.

Allgemein wird empfohlen, dass die Autoren vor der Arbeit an der systematischen Übersichtsarbeit das geplante Vorgehen in einem entsprechenden Studienprotokoll hinterlegen. So soll verhindert werden, dass die Autoren die kritischen Schritte nach Belieben nachträglich modifizieren können. Spätere Abweichungen von dem Studienprotokoll sind möglich, sollten aber detailliert begründet werden. Experten empfehlen, das Protokoll der geplanten systematischen Übersichtsarbeit zusätzlich vorab in einem entsprechenden Register (etwa PROSPERO) zu hinterlegen. Aus Gründen der Transparenz sollte die Publikation der systematischen Übersichtsarbeit auch Angaben zur Finanzierung enthalten.

7.3 Definition von klinischen Fragestellungen und Auswahlkriterien

Die Autoren von qualitativ hochwertigen systematischen Übersichtsarbeiten haben vor Beginn der Literaturrecherche genau festgelegt, welche klinische Fragestellung der Review beantworten soll. Bei der Fragestellung sollte der Leser darauf achten, ob sie tatsächlich sinnvoll ist und nur tatsächlich vergleichbare Interventionen zusammenfasst. Breite Fragestellungen sind möglich, sollten dann aber in der Diskussion der Ergebnisse entsprechend berücksichtigt werden.

Zur konkreten Fragestellung gehören die jeweiligen Patienten mit einem bestimmten Krankheitsbild und gegebenenfalls Krankheitsstadium sowie das jeweilige Setting (etwa Selbstmedikation, Behandlung in einem Krankenhaus oder durch einen Hausarzt). Diese Kriterien sind auch wichtig, um die Übertragbarkeit der Ergebnisse prüfen zu können (▸Kap. 6). Erforderlich ist auch eine genaue Definition der jeweiligen Intervention (also ein bestimmter Arzneistoff oder Arzneimittelgruppen inklusive der jeweiligen Anwendung, also etwa oral oder intravenös), der Anwendungsdauer sowie der gewählten Vergleichsgruppen (andere Intervention oder Placebo). Augenmerk sollte der Leser auch auf die gewählten Endpunkte legen: Sinnvoll ist es, wenn die Autoren der Übersichtsarbeit patientenrelevante Parameter gewählt haben (▸Kap. 6.1) und auch unerwünschte Wirkungen der Therapie berücksichtigen.

Für Fragen von Therapie oder Prävention sollten in der Regel nur randomisierte kontrollierte Studien in eine systematische Übersichtsarbeit aufgenommen werden. Wenn die Autoren davon abweichen, sollten sie eine gute Begründung dafür liefern können und mögliche systematische Verzerrungen entsprechend berücksichtigen. Durch die Zusammenfassung von randomisierten kontrollierten Studien sind systematische Übersichtsarbeiten umfassender und die Schlussfolgerungen verlässlicher als bei einer einzelnen Studie. Deswegen gelten qualitativ hochwertige systematische Übersichtsarbeiten von randomisierten kontrollierten Studien für die Frage nach dem Nutzen einer Arzneimitteltherapie in der Regel als bestverfügbare Evidenz und stehen an der Spitze der Evidenzhierarchie (▸Kap. 2.3).

7.4 Suchstrategie und Einschluss von Studien

Ein wesentlicher Bestandteil von systematischen Übersichtsarbeiten besteht in der Literatursuche. Wichtig ist es, dass die zugrundeliegenden Studien nicht nach Gusto des Autors, sondern nach zuvor definierten transparenten Kriterien ausgewählt wurden. Dabei sollen möglichst alle relevanten Studien gefunden und berücksichtigt werden.

Eine vollständige Erfassung von Studien kann an mehreren Problemen scheitern: Zum einen können bei einer unzureichenden Suchstrategie nicht alle Studien gefunden werden. Das ist etwa der Fall, wenn die Studien nicht in leicht zugänglichen Datenbanken erfasst sind. Auch eine zu enge Begrenzung im Hinblick auf die Publikationssprache kann dazu führen, dass die Autoren wichtige Studien übersehen. Zum anderen können auch die Daten der Studien nicht oder nicht vollständig publiziert sein (▸Kap. 5.5 und ▸Kap. 7.7.3). Damit können beispielsweise Informationen zu relevanten Endpunkten fehlen.

Bei systematischen Übersichtsarbeiten sollte daher detailliert beschrieben werden, wie die Autoren bei der Suche von Studien vorgegangen sind. So sollten sie im Idealfall die Sprachauswahl nicht zu eng begrenzen und nicht nur in Medline, sondern auch in anderen medizinischen Datenbanken (etwa EMBASE, CENTRAL) suchen (▸Kap. 9.3). Weitere etablierte Suchstrategien umfassen die Recherche in Studienregistern, die Durchsicht der Literaturverzeichnisse von bereits gefundenen Studien sowie die Suche in der „grauen" Literatur (beispielsweise in Abstractbänden von Kongressen oder in akademischen Qualifikationsarbeiten). Stoßen die Autoren der systematischen Übersichtsarbeit dabei auf

7

◻ **Tab. 7.1** Bereiche der Qualitätsüberprüfung von Studien im Rahmen von Cochrane Reviews (Auswahl)

Maßnahme	Möglicher Bias bei unzureichender Qualität
Erzeugung der Randomisierungsliste	Selektionsbias
Geheimhaltung der Zuteilung	Selektionsbias
Verblindung von Patienten und medizinischem Personal bei der Behandlung	Behandlungsbias
Verblindung bei der Auswertung	Detektionsbias
Vollständigkeit der Patientendaten im Hinblick auf Studienabbrecher	Verschleißbias
Vollständigkeit der Daten im Hinblick auf die Endpunkte	Reporting Bias (selektive Berichterstattung)

Hinweise zu vermutlich nicht veröffentlichte Studien oder Daten, sollten sie auch die jeweiligen Studienverantwortlichen kontaktieren und um die fehlenden Daten bitten.

Je sorgfältiger die Suchstrategie geplant und durchgeführt wurde, desto sicherer kann sich der Leser sein, dass keine relevanten Studien übersehen wurden.

7.5 Bewertung der Studienqualität und Datenextraktion

Umfassende Suchstrategien, die Vollständigkeit anstreben, haben in der Regel zur Folge, dass auch nicht-relevante Studien gefunden werden. Gute systematische Übersichtsarbeiten geben an, welche der gefundenen Studien in die Übersichtsarbeit beziehungsweise Metaanalyse eingeschlossen wurden und warum die Autoren die anderen Studien nicht berücksichtigt haben.

Ein wichtiger Bestandteil von systematischen Übersichtsarbeiten ist die Überprüfung der Studienqualität. Im Rahmen von Cochrane Reviews werden eine Reihe von Bereichen bei der Durchführung der Studie und der Publikation überprüft, um mögliche Quellen für systematische Verzerrungen zu finden (◻ Tab. 7.1). Liegt der Verdacht nahe, dass methodische Mängel möglicherweise zu systematischen Verzerrungen geführt haben, können die Review-Autoren Studien auch aus Qualitätsgründen ausschließen. Auch in diesem Fall sollten die Gründe detailliert dargelegt werden.

Die Entscheidung, ob Qualitätsmängel einer Studie zu einer wesentlichen Verzerrung führen, ist nur schwer zu objektivieren. Deshalb sollten bei einer systematischen Übersichtsarbeit mindestens zwei unabhängige Gutachter die Studien getrennt voneinander nach vorher festgelegten Kriterien bewerten. Dadurch soll die Bewertung transparent, nachvollziehbar und reproduzierbar verlaufen. In welchem Ausmaß die Gutachter bei der Bewertung der Studien übereinstimmen, wird mit Hilfe der „Kappa-Statistik" angegeben. Die möglichen Werte für Kappa reichen von 0 (keine Übereinstimmung) bis 1 (vollständige Übereinstimmung). Als ausreichendes Maß für die Übereinstimmung gilt ein Kappa-Wert ab 0,6.

Auch die Extraktion der Daten, die in der Metaanalyse zusammengefasst werden sollen, wird sinnvollerweise von zwei Bearbeitern getrennt voneinander vorgenommen: So lassen sich mögliche Übertragungsfehler bei Nicht-Übereinstimmung schnell lokalisieren.

7.6 Zusammenfassung und Darstellung der Ergebnisse

Systematische Übersichtsarbeiten fassen die Ergebnisse der Einzelstudien qualitativ zusammen. In vielen, aber nicht allen Fällen enthält die Übersichtsarbeit zusätzlich eine quantitative Zusammenfassung, die auch als Metaanalyse bezeichnet wird. Durch die statistische Zusammenfassung mehrerer Einzelstudien erhält man einerseits einen besseren Überblick über die Studienergebnisse, auch bei Differenzen zwischen den einzelnen Studien. Zum anderen erhöht sich durch die Metaanalyse auch die Trennschärfe und die Präzision des Effektschätzers (▶ Kap. 4.5.3 und ▶ Kap. 4.5.4), weil die Fallzahl größer ist als in den Einzelstudien.

7.6.1 Beurteilung der Heterogenität

Vergleicht man mehrere Studien zur gleichen Fragestellung, werden die Ergebnisse vermutlich mehr oder weniger voneinander abweichen. Dafür können neben zufälligen Effekten eine Reihe von Gründen in Frage kommen, etwa Unterschiede bei den Probanden wie die Altersgruppe, dem Setting (ambulant oder stationär) oder bei den verwendeten Messmethoden.

Qualitativ lässt sich die Homogenität oder Heterogenität mit einer Tabelle beschreiben, in der die eingeschlossenen Studien mit ihren wesentlichen Charakteristika (etwa Vergleichstherapie, Patienteneigenschaften, Zielgrößen) aufgeführt sind. Im Forest-Plot (▶ Kap. 7.6.3) lässt sich eine starke Heterogenität häufig auch schon visuell erkennen, etwa wenn die Punktschätzer sehr weit auseinander liegen, entgegengesetzte Effekte zeigen oder wenn es keine Überlappungen zwischen den Konfidenzintervallen der einzelnen Studien gibt.

Daneben wird die Heterogenität der Ergebnisse auch mit statistischen Verfahren untersucht. Damit soll überprüft werden, ob es sich bei den Unterschieden zwischen den Studienergebnisse nur um Zufallsbefunde handelt oder tatsächlich Differenzen bestehen. Zu den am häufigsten verwendeten Verfahren zählen der Cochran's Q-Test sowie die I^2-Statistik.

Beim Cochran's Q-Test (einer Variante des Chi-Quadrat-Tests, ▶ Kap. 4.5.2) wird als Nullhypothese angenommen, dass sich der Effektschätzer in den eingeschlossenen Studien nur durch zufällige Einflüsse unterscheidet und im Wesentlichen kein Unterschied besteht. Bei niedrigem p-Wert, also einem „statistisch signifikanten" Ergebnis des Tests, wird die Nullhypothese verworfen und entsprechend eine Heterogenität der Ergebnisse angenommen (zu statistischen Hypothesentests ▶ Kap. 4.5.1). Allerdings hat dieser Test gerade beim Einschluss von Studien mit geringen Fallzahlen nur eine eingeschränkte Trennschärfe (▶ Kap. 4.5.4), die auch noch durch die Anzahl der eingeschlossenen Studien beeinflusst wird. Deshalb schließt ein statistisch nicht signifikanter Heterogenitätstest auf der Basis des Cochran's Q-Tests eine Heterogenität nicht vollständig aus. Auch lässt sich anhand des p-Wertes das Ausmaß der Heterogenität nicht quantifizieren.

7

Bevorzugt wird aus diesem Grund die I^2-Statistik. Anders als beim Cochran's Q-Test handelt es sich nicht um eine „Ja-Nein"-Entscheidung, sondern das Verfahren erlaubt eine Aussage über die Größenordnung der Heterogenität. Dazu wird berechnet, wie groß der Anteil der Abweichungen zwischen den Effektschätzern der einzelnen Studien ist, der auf tatsächliche Unterschiede und nicht nur auf Zufallsfehler zurückzuführen ist. Ein I^2-Wert von 0 % würde bedeuten, dass die Abweichungen nur zufälliger Natur sind, während mit steigenden I^2-Werten die Wahrscheinlichkeit für eine tatsächliche Heterogenität zunimmt. So kann man etwa Werte von 25 %, 50 % und 75 % als Maß von niedriger, moderater und hoher Heterogenität auffassen.

Werden in den Einzelstudien sehr verschiedene Therapien oder Patienten miteinander verglichen, kann es auch sinnvoll sein, die Studien in Subgruppen auszuwerten (▸Kap. 7.7.1).

7.6.2 Statistische Zusammenfassung der Ergebnisse

Für die Berechnung der Metaanalyse werden die Effektschätzer der Einzelstudien zu einem Gesamt-Effektschätzer zusammengefasst. Dazu werden die Ergebnisse der einzelnen Studien nicht einfach zusammengezählt. Vielmehr erfolgt eine Gewichtung der Studien aufgrund der jeweiligen Präzision der Ergebnisse, die entscheidend auch durch die Studiengröße beeinflusst ist. Dadurch haben große Studien in Metaanalysen einen höheren Einfluss auf das Ergebnis als kleinere Studien.

In der Metaanalyse werden in der Regel zwei statistische Verfahren in verschiedenen Varianten eingesetzt: Bei homogenen Ergebnissen das „Modell mit festen Effekten" (Fixed-effects-Modell), bei eher heterogenen Ergebnissen das „Modell mit zufälligen Effekten" (Random-effects-Modell).

Das Fixed-effects-Modell geht davon aus, dass es in den eingeschlossenen Studien in Wirklichkeit den gleichen (festen) Therapieeffekt gibt, die Studienergebnisse aber durch zufällige Schwankungen voneinander abweichen. Das Konfidenzintervall des Gesamt-Effektschätzers wird dann nur durch die Varianz innerhalb der einzelnen Studien bestimmt.

Bei dem Random-effects-Modell wird dagegen angenommen, dass der Therapieeffekt zwischen den Einzelstudien tatsächlich variiert. In das Konfidenzintervall des Gesamt-Effektschätzers gehen dann nicht nur die Varianzen innerhalb der einzelnen Studien, sondern auch die Varianz zwischen den Studien ein. Dadurch ist bei der Wahl des Random-effects-Modells das Konfidenzintervall in der Regel breiter, die Schätzung des Gesamt-Effekts also weniger präzise.

Das Random-effects-Modell gilt als die konservativere Methode für die Berechnung des Gesamt-Effekts. Bei geringer Heterogenität liefern die beiden Modelle meist vergleichbare Ergebnisse.

Bei sehr starker Heterogenität kann es auch sinnvoll sein, auf das Poolen der Einzelergebnisse und damit die Metaanalyse ganz zu verzichten. Allerdings gibt es keine einheitlichen Richtlinien, ab wann die Heterogenität zu groß für eine zusammenfassende Auswertung ist.

Wenn in den Studien unterschiedliche Effektmaße berechnet wurden, werden die Ergebnisse der Einzelstudien in ein gemeinsames Maß überführt. Bei binären Daten ist das häufig das Odds Ratio, bei kontinuierlichen Daten die (standardisierte) Differenz der Mittelwerte (standardised mean difference). In der Regel werden bei einer Metaanalyse die Daten zu verschiedenen Endpunkten sowohl für die Wirksamkeit als auch für

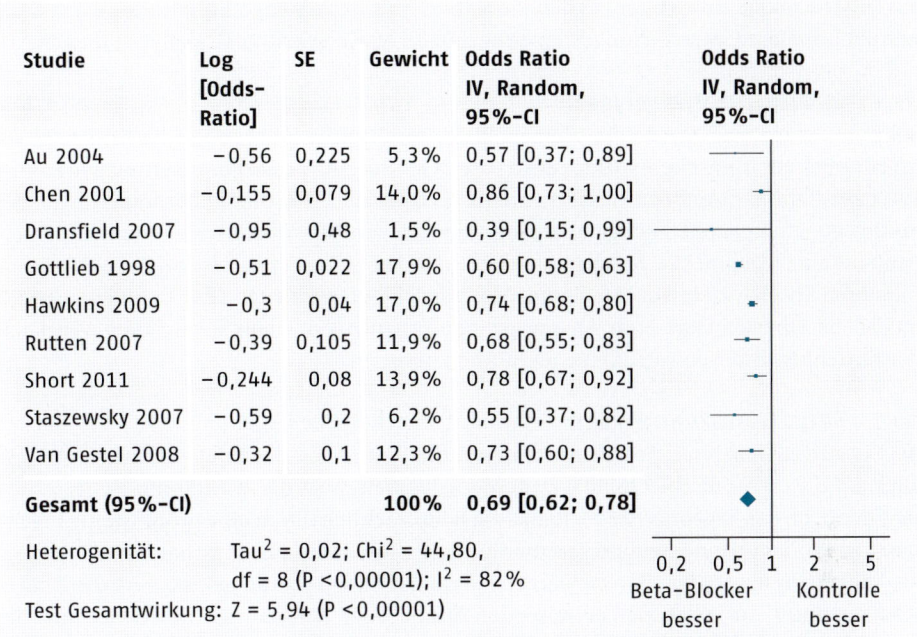

Studie	Log [Odds-Ratio]	SE	Gewicht	Odds Ratio IV, Random, 95%-CI	Odds Ratio IV, Random, 95%-CI
Au 2004	−0,56	0,225	5,3%	0,57 [0,37; 0,89]	
Chen 2001	−0,155	0,079	14,0%	0,86 [0,73; 1,00]	
Dransfield 2007	−0,95	0,48	1,5%	0,39 [0,15; 0,99]	
Gottlieb 1998	−0,51	0,022	17,9%	0,60 [0,58; 0,63]	
Hawkins 2009	−0,3	0,04	17,0%	0,74 [0,68; 0,80]	
Rutten 2007	−0,39	0,105	11,9%	0,68 [0,55; 0,83]	
Short 2011	−0,244	0,08	13,9%	0,78 [0,67; 0,92]	
Staszewsky 2007	−0,59	0,2	6,2%	0,55 [0,37; 0,82]	
Van Gestel 2008	−0,32	0,1	12,3%	0,73 [0,60; 0,88]	
Gesamt (95%-CI)			**100%**	**0,69 [0,62; 0,78]**	

Heterogenität: $Tau^2 = 0,02$; $Chi^2 = 44,80$, df = 8 (P <0,00001); $I^2 = 82\%$
Test Gesamtwirkung: Z = 5,94 (P <0,00001)

0,2 0,5 1 2 5
Beta-Blocker   Kontrolle
besser   besser

○ **Abb. 7.3** Beispiel für einen Forest-Plot. Dargestellt sind für die einzelnen Studien Odds Ratio und 95-%-Konfidenzintervall. Die Größe der Quadrate entspricht dabei dem Gewicht der einzelnen Studie im Gesamtergebnis. Die Raute stellt das Ergebnis der Metaanalyse (berechnet mittels Random-Effects-Modell) dar (Etiminan et al., BMC Pulmonary Medicine 12: 48, 2012).

mögliche unerwünschte Wirkungen zusammengefasst und dargestellt. Bei der Auswahl der primären Endpunkte sollten die Autoren vor allem patientenrelevante Parameter berücksichtigen.

7.6.3 Darstellung als Forest-Plot

In der Regel werden die gepoolten Effektschätzer in Form von sogenannten Forest Plots (○ Abb. 7.3) dargestellt. Die Ergebnisse der einzelnen Studien werden durch Quadrate repräsentiert, deren Größe proportional zum Gewicht der jeweiligen Studie ist. Eine Raute steht für das zusammenfassende (gepoolte) Ergebnis.

Neben dem Effektschätzer werden im Forest-Plot auch die Konfidenzintervalle dargestellt: Bei den Einzelstudien in Form von waagerechten Balken, bei dem gepoolten Effektschätzer über die Breite der Raute. Die senkrechte Linie im Forest-Plot bezeichnet den Null-Effekt. Überschneidet die Raute diese Linie, gibt es keinen statistisch signifikanten Effekt des Gesamtschätzers für die betrachtete Therapie

7.7 Diskussion und Schlussfolgerungen

In der Diskussion sollten die Autoren neben den gefundenen Effektschätzern mögliche Ursachen für eine gefundene Heterogenität erörtern, etwa Differenzen bei den untersuch-

7

ten Patientenkollektiven oder bei den Definitionen der erhobenen Endpunkte. Dazu können auch weitere Untersuchungen an Subgruppen sowie Sensitivitätsanalysen dienen.

7.7.1 Subgruppenanalysen

Subgruppenanalysen werden in Metaanalysen durchgeführt, um mögliche Unterschiede im Hinblick auf klinische Aspekte (etwa Alter, Geschlecht, Versorgungssetting wie ambulant oder stationär, Applikationsart) erkennen zu können. Für die Schlussfolgerungen bei bestimmten Subgruppen gelten allerdings die gleichen Vorsichtskriterien wie bei einzelnen Studien (▸Kap. 5.2.2). Subgruppeneffekte sind aber umso glaubwürdiger, wenn sie in mehreren Studien zu beobachten sind. Mit Vorsicht zu betrachten sind dagegen in systematischen Übersichtsarbeiten Aussagen über Subgruppen, wenn sie auf dem Vergleich der Einschlusskriterien verschiedener Studien beruhen.

7.7.2 Sensitivitätsanalysen

Bei Sensitivitätsanalysen prüfen die Autoren die Robustheit des Effektschätzers im Hinblick auf die methodische Qualität der eingeschlossenen Studie. So können sie etwa herausfinden, ob das Ergebnis der Metaanalyse hauptsächlich durch eine große Studie beeinflusst wird oder ob eine Gruppe von methodisch schwächeren Einzelstudien das Ergebnis der Metaanalyse möglicherweise verzerrt. Praktisch wird das so gelöst, dass die Effektschätzer unter Auslassen der betreffenden Studie oder Studien neu berechnet und die Ergebnisse verglichen werden.

7.7.3 Publikationsbias

Neben einer unzureichenden Suchstrategie kann vor allem das Problem des Publikationsbias dazu führen, dass die Autoren in der Metaanalyse ohne eigenes Verschulden zu falschen Schlussfolgerungen kommen. Das kann vor allem dann auftreten, wenn zu einer Fragestellung vor allem die Studien mit positiven Resultaten, nicht aber diejenigen mit negativen Ergebnissen veröffentlicht wurden (▸Kap. 5.5). Deshalb sollte im Rahmen einer systematischen Übersichtsarbeit auch thematisiert werden, ob möglicherweise ein Publikationsbias vorliegt. Mögliche Anhaltspunkte bekommen die Autoren etwa daraus, wenn sie eine Studie zwar in einem Studienregister nachweisen konnten, allerdings keine Publikation der Ergebnisse gefunden haben.

Eine weitere Möglichkeit, Hinweise auf einen Publikationsbias zu erhalten, besteht im Anlegen eines sogenannten Funnel-Plots (englisch: funnel = Trichter), der sich in vielen Metaanalysen findet. Dazu wird in einem Diagramm die jeweilige Studiengröße beziehungsweise die Varianz der Einzelstudien gegen die jeweils beobachtete Effektgröße aufgetragen. In der Regel weisen große Studien eine geringe Varianz der Effektschätzer auf, während sich bei kleineren Studien eine größere Streubreite findet. Dadurch ergibt sich im Normalfall die Darstellung eines umgekehrten Trichters: Die Spitze bilden wenige Studien mit großer Patientenzahl und geringer Varianz, die Basis meist mehrere kleine Studien mit größerer Varianz (○Abb. 7.4). Fehlen dagegen beispielsweise kleine Studien mit negativen Ergebnissen, wird der Trichter verzerrt (asymmetrisch).

Bei der Diskussion sollten die Autoren auch die Grenzen ihrer Zusammenfassung aufzeigen. Dazu gehören etwa Einschränkungen der Aussagekraft, wenn die Studienlage sehr heterogen ist oder wenn aus den gefundenen Studien keine Aussage bezüglich der optimalen Behandlungsdauer oder Dosierung abgeleitet werden können.

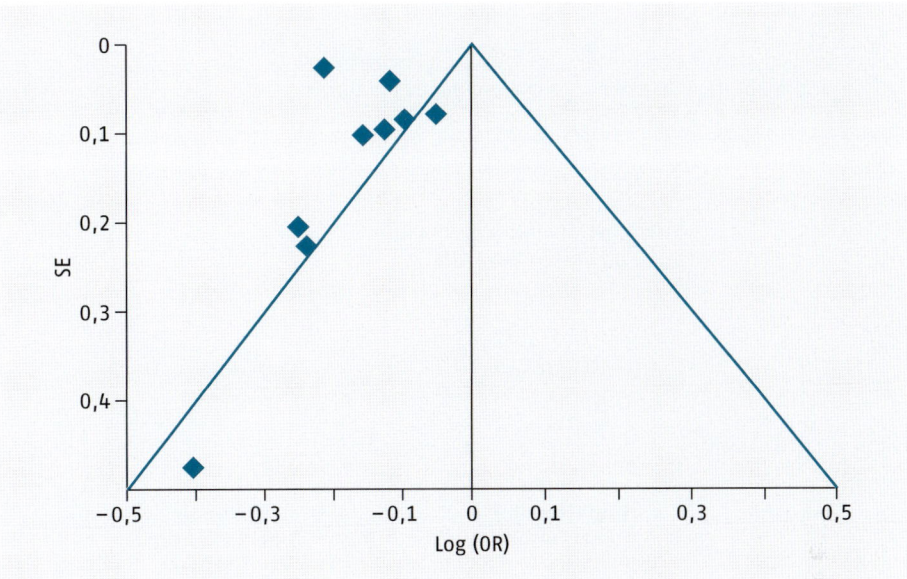

○ **Abb. 7.4** Beispiel für einen Funnel Plot. Aufgetragen sind die Standardfehler (Maß für die Varianz) gegen die Effektgröße (logarithmiertes Odds Ratio) der einzelnen Studien. Die Asymmetrie deutet darauf hin, dass ein Publikationsbias vorliegt (Etiminan et al., BMC Pulmonary Medicine 12: 48, 2012).

Ähnlich wie das CONSORT-Statement für randomisierte kontrollierte Studien gibt es mit dem PRISMA-Statement (PRISMA = Preferred reporting items for systematic reviews and meta-analyses) auch für systematische Übersichtsarbeiten eine Handreichung zur Kontrolle der kritischen Schritte. Anhand eines Fließschemas kann der Leser nachvollziehen, wie die einzelnen Schritte des systematischen Reviews abgelaufen sind (○ Abb. 7.5).

Eine ausführliche Checkliste zur Überprüfung der Qualität von systematischen Übersichtsarbeiten findet sich im ▸ Anhang.

7

7.8   Grenzen von systematischen Übersichtsarbeiten

Bei der Beurteilung einer systematischen Übersichtsarbeit sollte man auch darauf achten, bis zu welchem Zeitpunkt Studien berücksichtigt wurden. Das Datum der Literaturrecherche sollte dazu angegeben werden und liegt in der Regel deutlich vor dem Zeitpunkt der Veröffentlichung der systematischen Übersichtsarbeit. In einigen Fällen, etwa bei Cochrane Reviews, ist vorgesehen, dass die Übersichtsarbeiten deshalb regelmäßig aktualisiert werden. Die Cochrane Collaboration empfiehlt eine Überarbeitung im Abstand von zwei Jahren, damit die systematischen Reviews tatsächlich den Stand der Wissenschaft zeitnah abbilden können. Allerdings folgen nicht alle Autoren auch wirklich dieser Empfehlung.

Zu beachten ist auch, dass systematische Übersichtsarbeiten nur dann erstellt werden können, wenn tatsächlich qualitativ hochwertige klinische Studien zu der betreffenden Fragestellung durchgeführt worden sind. Fehlen solche Studien ganz oder weisen die Stu-

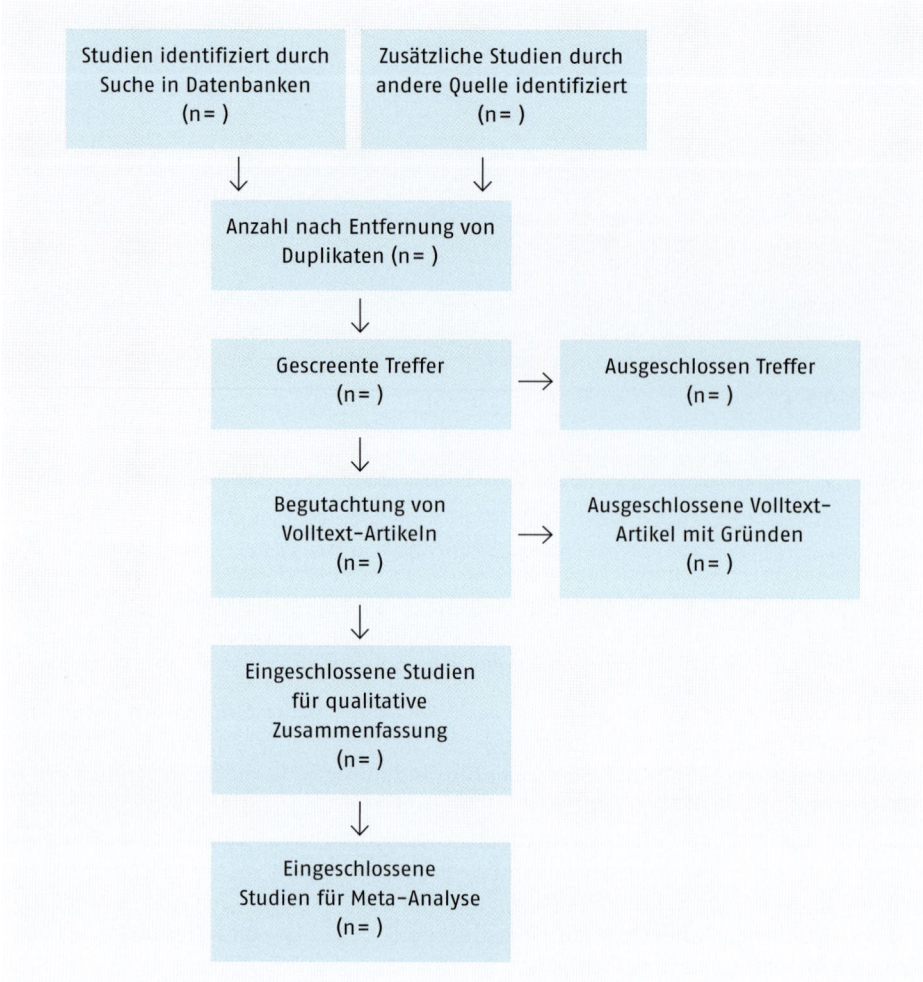

o Abb. 7.5 Fließschema für eine systematische Übersichtsarbeit anhand des PRISMA-Statements

dien schwerwiegende methodische Mängel auf, ist es entweder nicht möglich, einen systematischen Review anzufertigen oder die Aussagekraft ist stark eingeschränkt.

Gelegentlich kann auch der Fall auftreten, dass sich die Ergebnisse einer Metaanalyse aus mehreren kleinen Studien und einer danach veröffentlichten großen Studie mit hoher methodischer Qualität deutlich widersprechen. Welchem Ergebnis mehr Glauben zu schenken ist, wird teilweise kontrovers diskutiert. Viele Experten tendieren aber dazu, die Ergebnisse der großen Studie für zuverlässiger zu halten, weil Studien mit geringer Fallzahl den Effekt häufig überschätzen, die Heterogenität beim Einschluss vieler kleiner Studien häufig ansteigt und bei kleinen Studien auch leichter ein Publikationsbias auftritt.

Für systematische Übersichtsarbeiten gilt wie auch für randomisierte kontrollierte Studien: Eine hohe interne Validität bedeutet nicht automatisch, dass auch die Anwendbarkeit auf die eigene Fragestellung oder den konkreten Patienten gegeben ist. Deshalb sollte man die Übertragbarkeit auch bei qualitativ hochwertigen systematischen Übersichtsarbeiten entsprechend den Hinweisen in ▸ Kap. 6 überprüfen.

7.9   Exkurs: Spezialformen von Metaanalysen

Meist entstehen Metaanalysen auf der Basis von Studienergebnissen, die in Artikel in medizinischen Fachzeitschriften veröffentlicht wurden. Es gibt aber noch eine Reihe von weiteren Möglichkeiten, wie Metaanalysen durchgeführt werden können:

So können Metaanalysen Studien auch auf der Ebene der individuellen Patientendaten (IPD) aggregieren. Diese Art der statistischen Zusammenfassung bezeichnet man entsprechend auch als IPD-Metaanalyse oder gepoolte Reanalyse. Sie hat den Vorteil, dass sie alle Originaldaten der Studien berücksichtigen kann und nicht nur auf die zusammengefassten Daten der publizierten Studien zurückgreifen muss. Experten diskutieren derzeit, ob die bisherigen Formen der Metaanalysen auf der Basis von publizierten Studien in Anbetracht des nachgewiesenen hohen Publikationsbias überhaupt sinnvoll ist oder die Auswertung von individuellen Patientendaten nicht der Regelfall werden sollte. Dazu müssen diese Daten aber von den Studienverantwortlichen, häufig den Herstellern, zur Verfügung gestellt werden. Außerdem ist diese Form der Metaanalyse auch deutlich aufwändiger.

Bei prospektiv geplanten Metaanalysen haben die Autoren die gemeinsame Auswertung schon bei der Planung der entsprechenden Einzelstudien vorgesehen. Dann wird in der Regel dafür Sorge getragen, dass die Methodik der einzelnen Studien sehr ähnlich ist, damit bei der gemeinsamen Auswertung durch die Homogenität eine hohe Aussagekraft der Metaanalyse resultiert.

7

8 Leitlinien

Beim letzten Gespräch hat der Pharmareferent darauf hingewiesen, dass das Husten-
mittel sogar in den Leitlinien empfohlen wird. Dann kann ich mir doch sicher sein,
dass ich damit dem Patienten tatsächlich ein sehr gut wirksames und verträgliches
Arzneimittel empfehle. Denn in den Leitlinien ist doch von Experten der aktuelle Stand
der Wissenschaft objektiv zusammengefasst – oder nicht?

Systematische Übersichtsarbeiten fassen in der Regel immer nur Studien zu einer
bestimmten Intervention zusammen, etwa die Therapie mit einem ausgewählten Arzneistoff bei einer definierten Erkrankung. Im Versorgungsalltag stellt sich jedoch häufig eine
Reihe von Fragen zu möglichen Behandlungsstrategien: Dazu gehören etwa die Überle-
gungen, welcher Wirkstoff unter Berücksichtigung von Patientennutzen und möglichen
Nebenwirkungen am besten geeignet ist oder welchen Stellenwert ein bestimmtes Arzneimittel in der Therapie im Vergleich zu anderen Behandlungsoptionen hat. Um diese Fragen schnell beantworten zu können, reichen systematische Übersichtsarbeiten unter Pra-
xisbedingungen in der Regel nicht aus.

Aus diesem Grund werden für viele Erkrankungen Leitlinien verfasst. Im Idealfall stellen sie systematisch entwickelte Entscheidungshilfen zu versorgungsrelevanten Fragestellungen dar, die die bestverfügbare externe Evidenz mit dem Erfahrungswissen von Experten verbinden und konkrete Handlungsempfehlungen geben. Damit soll eine schnelle
Orientierung ermöglicht werden.

In Deutschland werden Therapieleitlinien von verschiedenen medizinischen Fachgesellschaften entwickelt, aber auch von der Arzneimittelkommission der deutschen Ärzteschaft. Die Nationalen VersorgungsLeitlinien erstellen unter multiprofessioneller Beteili-
gung therapeutische Konzepte für häufige Erkrankungen (etwa Typ-2-Diabetes, Asthma,
Koronare Herzkrankheit, Herzinsuffizienz) und berücksichtigen dabei vor allem auch die
Schnittstellen, etwa zwischen haus- und fachärztlicher Behandlung oder zwischen der
ambulanten und stationären Versorgung.

An dieser Stelle auch noch ein Hinweis darauf, was Leitlinien nicht sind: Sie propagie-
ren keine „Kochbuch-Medizin", was man häufig als Vorwurf hört. Von ihrem Selbstver-
ständnis her eröffnen Leitlinien eher einen Handlungskorridor, als dass sie bestimmte
Schritte festlegen: Der Behandler muss jeweils prüfen, ob die Empfehlungen für seinen
Patienten passend sind oder ob individuelle Umständen es notwendig machen, von den
Empfehlungen abzuweichen. In einigen Fällen werden diese individuellen Umstände wie
Komorbiditäten oder andere Faktoren bereits in Leitlinien berücksichtigt. Leitlinien sind
also als Orientierungshilfen zu verstehen, von denen in begründeten Fällen auch abgewi-
chen werden kann beziehungsweise manchmal sogar abgewichen werden muss.

8.1 Leitlinien in der Apothekenpraxis

Viele medizinische Leitlinien richten sich in erster Linie an Ärzte. Sie enthalten aber wichtige Informationen, wie nach dem aktuellen Stand der Medizin eine Erkrankung am besten behandelt werden kann. Das ist etwa für die pharmazeutische Betreuung von Patienten mit chronischen Erkrankungen wichtig, aber auch für das Medikationsmanagement. Aktuelle evidenzbasierte Leitlinien können ein Hilfsmittel für einen raschen Literaturüberblick bei einer bestimmten therapeutischen Fragestellung sein oder auch Einblicke in kontrovers diskutierte Themen geben. Gelegentlich enthalten Leitlinien auch Empfehlungen zum Einsatz von Präparaten aus der Selbstmedikation oder der Alternativmedizin. Absolut gesehen überwiegen jedoch Informationen zu verschreibungspflichtigen Arzneistoffen.

Allerdings enthalten nicht alle Dokumente, die die Bezeichnung „Leitlinie" tragen, tatsächlich „der Weisheit letzten Schluss". Verschiedene Gründe können dazu führen, dass Empfehlungen in Leitlinien möglicherweise verzerrt sind. Deshalb ist es vor der Übernahme einer Leitlinien-Empfehlung in die Beratung wichtig, die Leitlinie kritisch zu prüfen. Das betrifft vor allem die Basis der externen Evidenz aus klinischen Studien sowie den Weg, wie aus der vorliegenden Evidenz eine Empfehlung abgeleitet wurde. Daneben kann auch fehlende Aktualität ein Grund sein, der gegen die Übernahme einer Leitlinien-Empfehlung spricht. Deshalb sollte man sich auch bei der Pharmawerbung nicht davon blenden lassen, wenn darauf hingewiesen wird, dass ein Mittel in einer Leitlinie empfohlen wird. Im Einzelfall muss man immer überprüfen, auf welcher Evidenzbasis und mit welchen Abwägungen diese Empfehlung eigentlich zustande gekommen ist.

Die folgenden Abschnitte gehen immer davon aus, dass die zu bewertende Leitlinie im Rahmen des deutschen Gesundheitssystems entstanden ist. Bei Leitlinien aus anderen Gesundheitssystemen können auch weitere Gründe, etwa andere Strukturen oder Unterschiede bei den Patienten die Anwendbarkeit einer Leitlinie weiter einschränken.

8.2 Klassifikation von Leitlinien

Für die deutschsprachigen Leitlinien hat die Arbeitsgemeinschaft der Wissenschaftlichen Medizinischen Fachgesellschaften e. V. (AWMF) ein Regelwerk erarbeitet, das den Standard für die Entwicklungsmethodik bildet. Die AWMF nimmt in ihr Register nur solche Leitlinien auf, die diesem Regelwerk entsprechen. Dabei werden drei Entwicklungsstufen von Leitlinien unterschieden (◘ Tab. 8.1). Berücksichtigt werden dabei, wie repräsentativ das Leitliniengremium für den Anwenderkreis war, ob die Empfehlungen auf einer systematischen Literaturrecherche basieren und ob die Formulierung der Empfehlungen in einem strukturierten Konsensverfahren erfolgte.

Im Idealfall sind an der Entwicklung alle Parteien beteiligt, für die die Leitlinie relevant ist. Dazu gehören nicht nur Haus- und Fachärzte, sondern auch Patienten und andere Gesundheitsberufe wie Apotheker, Diätassistenten und Physiotherapeuten. Apotheker werden beispielsweise in den Nationalen Versorgungsleitlinien Asthma und Schulung bei Typ-2-Diabetes explizit erwähnt und waren auch bei der Entwicklung der Leitlinien beteiligt. Ein möglichst systematisches Konsensverfahren soll gewährleisten, dass die Leitlinie die für die Praxis wichtigen Aspekte ausreichend berücksichtigt und die Empfehlungen nicht durch einzelne Interessenvertreter oder -gruppen dominiert werden.

8

◻ **Tab. 8.1** AWMF-Klassifizierung des Entwicklungsstandes von Leitlinien

Entwicklungsstufe	Leitliniengremium repräsentativ?	Systematische Evidenzbasierung?	Strukturierte Konsensfindung?
S1 (Handlungsempfehlungen von Experten)	Nein	Nein	Nein
S2e (Evidenzbasierte Leitlinien)	Nein	Ja	Nein
S2k (Konsensbasierte Leitlinien)	Ja	Nein	Ja
S3 (Evidenz- und Konsens- basierte Leitlinien)	Ja	Ja	Ja

Die AWMF-Klassifikation ermöglicht also eine erste schnelle Orientierung über den Prozess der Leitlinien-Erstellung: Die S3-Leitlinien stellen den höchsten Entwicklungsstand dar und berücksichtigen bei sachgerechter Durchführung sowohl die bestverfügbare externe Evidenz als auch die klinische Erfahrung. Jedoch sollte man auch die Details genauer betrachten, also die Schritte der Literaturrecherche, der Studienbewertung sowie die Ableitung von Empfehlungen.

8.3   Literaturrecherche

Ähnlich wie bei narrativen Übersichtsarbeiten besteht auch bei der Formulierung von Leitlinien ein hohes Verzerrungspotential, wenn die Autoren klinische Studien selektiv auswählen, um die eigene Position zu begründen. Deshalb ist es wichtig, dass die Literaturrecherche nach vorher festgelegten Kriterien und systematisch verläuft.

8.3.1   Suche nach Studien und Leitlinien

Bei der systematischen Literaturrecherche für die Erstellung einer evidenzbasierten Leitlinie gelten im Wesentlichen die gleichen Regeln wie bei der Literaturrecherche für systematische Übersichtsarbeiten (▸ Kap. 7.4). Bei der Bewertung der Leitlinie sollte man also darauf achten, dass die Fragestellungen eindeutig definiert sind, die Suchstrategie und die Ergebnisse detailliert beschrieben und festgehalten wurden. Besonders wichtig sind Begründungen (etwa schlechte methodische Qualität), wenn gefundene Studien nicht bei der Erstellung der Leitlinie berücksichtigt wurden. Wie bei systematischen Übersichtsarbeiten auch stellt der Publikationsbias für Leitlinien ein schwerwiegendes Problem dar.

Bei der Literaturrecherche für eine evidenzbasierte Leitlinie gehört es ebenfalls zum Standard, nach anderen Leitlinien zum gleichen Thema zu suchen. Hier sollte in der Leitlinie dargelegt werden, wie nach den jeweiligen Leitlinien gesucht wurde und nach welchen Kriterien Empfehlungen übernommen wurden.

Wichtig zu beachten: Bei S1- und S2k-Leitlinien ist keine explizite systematische Literaturrecherche vorgesehen. Die Empfehlungen beruhen bei diesen Leitlinien-Typen im schlechtesten Fall ausschließlich auf den Meinungen der beteiligten Experten, die die zitierte Literatur nach subjektiven Gesichtspunkten ausgewählt haben.

8.3.2 Problem: Aktualität

Die komplexen Vorgänge bei der Erstellung einer Leitlinie brauchen ihre Zeit. Neue Studien, neu entwickelte Wirkstoffe oder neue Erkenntnisse zu Unregelmäßigkeiten (etwa Fälschungen) bei älteren klinischen Studien können allerdings erst in der nächsten Überarbeitung berücksichtigt werden. Gerade in sich schnell entwickelnden Gebieten kann es deshalb durchaus passieren, dass Leitlinien schon nach kurzer Zeit nicht mehr den aktuellen Erkenntnisstand widerspiegeln. Deshalb ist es wichtig, nicht nur auf den Veröffentlichungszeitpunkt der Leitlinie zu achten, sondern auch auf das Datum der Literaturrecherche. Grundsätzlich müssen Leitlinien mit einer Gültigkeitsdauer versehen sein und in regelmäßigen Abständen aktualisiert werden. In der Leitlinie sollten der Verantwortliche sowie das Datum der nächsten Überprüfung angegeben sein. Einige Fachgesellschaften veröffentlichen bei dringlichem Bedarf Aktualisierungen zwischen den regulären Überarbeitungsterminen.

Die AWMF entfernt Leitlinien nach Ablauf der Gültigkeit aus ihrem Register. Wenn keine Gültigkeit angegeben ist, gilt eine Leitlinie fünf Jahre nach ihrer Erstellung als nicht mehr aktuell.

8.4 Von der Evidenz zur Empfehlung

Bei der Leitlinien-Erstellung werden die gefundenen Studien systematisch auf ihre Evidenzstärke bewertet. Danach werden konkrete Leitlinien-Empfehlungen formuliert und mit einem Empfehlungsgrad verknüpft, der auf der bewerteten Evidenz und der klinischen Expertise der Leitlinien-Entwickler beruht. Dabei fließen – besonders bei nicht eindeutiger Studienlage – immer auch Werturteile mit ein. Deshalb ist es wichtig, dass die Bewertung, Ableitung und Formulierung der Empfehlungen nach einer festgelegten Methodik erfolgt, um eine ausreichende Transparenz zu gewährleisten.

8.4.1 Bewertung der methodischen Qualität

Die gefundenen Studien werden nach ihrer methodischen Qualität bewertet und einem Evidenzgrad (level of evidence, auch Evidenzstärke) zugeordnet (▶Kap. 2.3.1 und ▶Kap. 8.7). Damit wird berücksichtigt, dass das Design und die Durchführung einer Studie stark beeinflussen, wie vertrauenswürdig die jeweiligen Studienergebnisse sind. Dabei sollte in einer Leitlinie durchgehend das gleiche Bewertungsschema verwendet werden. Eine Qualitätsbewertung mit einem umfangreichen Bewertungsinstrument wie DELBI (▶Kap. 8.6) ist nötig, wenn Empfehlungen einer anderen Leitlinie ganz oder teilweise übernommen werden.

Die Ergebnisse der Studienbewertung werden in Evidenztabellen zusammengefasst, die einen guten Überblick über die Charakteristika und Ergebnisse der eingeschlossenen Studien sowie eventuelle methodische Schwächen geben.

8.4.2 Ableitung der Empfehlung

In evidenzbasierten Leitlinien beruhen die Empfehlungen auf der Evidenzstärke, also der methodischen Qualität der gefundenen Studien. Zusätzlich spielen aber noch weitere Aspekte eine Rolle, etwa die Konsistenz der Ergebnisse über mehrere Studien hinweg, die klinische Relevanz der gemessenen Endpunkte und der Effektgröße, das Verhältnis von Nutzen und Risiken, die Patientenpräferenzen, Umsetzbarkeit im Versorgungsalltag

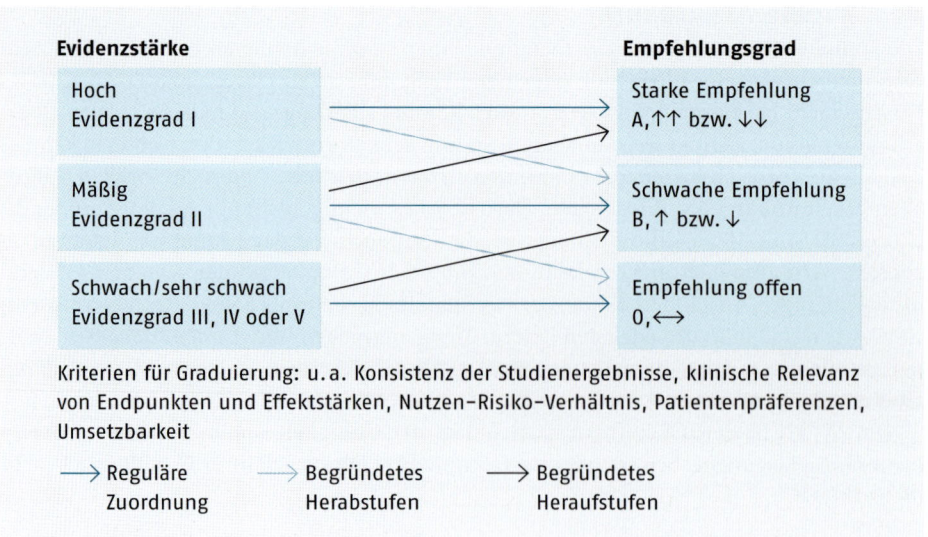

Kriterien für Graduierung: u.a. Konsistenz der Studienergebnisse, klinische Relevanz von Endpunkten und Effektstärken, Nutzen–Risiko-Verhältnis, Patientenpräferenzen, Umsetzbarkeit

⟶ Reguläre   ⟶ Begründetes   ⟶ Begründetes
   Zuordnung   Herabstufen   Heraufstufen

○ Abb. 8.1 Ableitung von Empfehlungsgraden aus der Evidenzstärke unter Berücksichtigung weiterer Kriterien nach dem AWMF-Regelwerk

sowie ethische, rechtliche und wirtschaftliche Erwägungen. Auf dieser Basis werden für die einzelnen Fragestellungen Empfehlungsgrade abgeleitet (○ Abb. 8.1).Dabei sollte bei den Erläuterungen in evidenzbasierten Leitlinien auch auf die Studien verwiesen werden, auf denen die jeweilige Empfehlung beruht.

Das AWMF-Regelwerk sieht bei den Empfehlungen drei Empfehlungsgrade vor:

- starke Empfehlung («soll/soll nicht«, auch mit A oder ↑↑/↓↓ gekennzeichnet)
- Empfehlung («sollte/sollte nicht«, B, ↑/↓)
- Empfehlung offen («kann erwogen werden/kann verzichtet werden«, 0, ↔)

Die jeweiligen Gründe für die Empfehlungsgrade sollten in der Leitlinie dokumentiert werden. Gelegentlich finden sich in Leitlinien auch abweichende Definitionen für Evidenzstärken oder Empfehlungsgrade. Deshalb ist es wichtig zu wissen, auf welcher Herangehensweise die jeweilige Leitlinie beruht.

Auch international gibt es eine große Bandbreite von Methoden, wie die Graduierung der Evidenz erfolgt und daraus Empfehlungen abgeleitet werden. Auch existiert eine mitunter verwirrende Vielfalt für die Bezeichnungen von Empfehlungsgraden. Aus diesem Grund wurde das GRADE-System entwickelt (Grades of Recommendations, Assessment and Evaluation) entwickelt (▶ Kap. 8.7).

8.4.3 Art der Konsensusbildung

Die Entwicklung von Empfehlungen, gelegentlich auch schon die Festlegung der Evidenzstärke, geschieht üblicherweise in einem Gruppenprozess mit den Beauftragten für die Leitlinienentwicklung. Am Ende dieses Prozesses stehen im Idealfall Empfehlungen, denen alle Beteiligten zustimmen (Konsensus). Damit auch tatsächlich alle Einschätzungen der beteiligten Experten in der Leitlinie berücksichtigt werden und nicht die Urteile der Experten mit der höchsten formalen Autorität (etwa Vorsitzende von Fachgesellschaften) oder der besten Rhetorik dominieren, sind für S2k- und S3-Leitlinien formale struk-

◻ **Tab. 8.2** Klassifikation der Konsensusstärke bei der Formulierung von Leitlinien-Empfehlung nach dem AWMF-Regelwerk

Bezeichnung	Anteil der Teilnehmer, die zustimmen
Starker Konsens	Mehr als 95 %
Konsens	Mehr als 75 %, aber höchstens 95 %
Mehrheitliche Zustimmung	Mehr als 50 %, aber höchstens 75 %
Kein Konsens	Weniger als 50 %

turierte Konsensustechniken vorgesehen. Dazu gehören Methoden wie Konsensuskonferenz, nominaler Gruppenprozess oder das Delphi-Verfahren. So soll verhindert werden, dass der Meinung einzelner Beteiligter ein unverhältnismäßig hohes Gewicht zukommt. Empfehlenswert ist die Moderation des Prozesses durch einen unabhängigen Methodik-Experten, wie es etwa im Rahmen der Nationalen VersorgungsLeitlinien geschieht.

Wie sehr die Beteiligten bei der Formulierung der jeweiligen Empfehlungen übereinstimmen, wird dann ebenfalls in der Leitlinie festgehalten (◻ Tab. 8.2). Ist kein Konsens möglich, können einzelne Beteiligte (in der Regel für die Fachgesellschaft, die sie vertreten) ein begründetes Sondervotum in die Leitlinie aufnehmen lassen. Auf diese Weise ist es möglich, dass sich der Leser mit den jeweiligen Begründungen für die eine oder andere Position detailliert auseinandersetzen kann.

Ein gutes Beispiel für einen transparenten Umgang mit divergierenden Meinungen bildet die Nationale VersorgungsLeitlinie „Therapie des Typ-2-Diabetes": Hier wird sehr detailliert begründet, wie die beteiligten Fachgesellschaften die relevanten Studien bewertet haben, so dass in der Leitlinie zwei unterschiedliche Therapiealgorithmen resultieren. Dadurch kann der Leser etwa sehr gut nachvollziehen, welche methodischen und inhaltlichen Aspekte beispielsweise der Studien zu Sulfonylharnstoffen die jeweiligen Empfehlungen beeinflusst haben und mit welcher Unsicherheit die Ergebnisse der Studien behaftet sind. Dadurch wird auch die eigene Meinungsbildung gefördert.

8.4.4 Problem: Interessenkonflikte

Auf die Leitlinien-Empfehlungen hat also nicht nur die Studienlage einen Einfluss, sondern auch die Meinung von Experten, die sich aus der Erfahrung, aber auch aus individuellen Werturteilen speist. Zunehmend mehr rückt in die öffentliche Aufmerksamkeit, dass sich auf der Ebene der Werturteile durch Interessenkonflikte eine Verzerrung in die Leitlinienentwicklung einschleichen kann.

Von Interessenkonflikten spricht man, wenn durch bestimmte Konstellationen das Risiko besteht, dass das professionelle Urteilsvermögen im Hinblick auf ein primäres Interesse (hier die bestmögliche Versorgung von Patienten) durch ein sekundäres Interesse (etwa sozialer oder finanzieller Art) unangemessen beeinflusst wird. Ein Interessenkonflikt ist also nicht – wie häufig falsch verstanden wird – das gleiche wie Bestechlichkeit (das wäre bereits ein Straftatbestand) oder zieht nicht automatisch Fehleinschätzungen nach sich, sondern ist vielmehr ein Risikofaktor für ein verzerrtes Werturteil, den man ernst nehmen muss.

Solche Interessenkonflikte können etwa durch die Zugehörigkeit zu einer bestimmten medizinischen Schule oder einem Berufsverband, aber auch durch finanzielle Verbindun-

8

gen zu pharmazeutischen Firmen entstehen. Fallstudien zeigen, dass Leitlinien zum gleichen Thema zu sehr unterschiedlichen Empfehlungen kommen können, je nachdem ob Experten mit oder ohne Interessenkonflikte beteiligt waren. Daraus lässt sich zwar keine klare Kausalität ableiten, doch sollte man solche Befunde als Warnhinweis verstehen.

Es liegt in der Natur der Sache, dass der jeweils Betroffene einen Interessenkonflikt häufig nicht als gravierend oder relevant wahrnimmt. Dafür sind verschiedene psychologische Faktoren verantwortlich, die inzwischen gut untersucht sind. Studien zeigen aber, dass man bei Dritten, etwa Kollegen, Interessenkonflikte sehr wohl kritisch betrachtet und damit rechnet, dass sie bei diesen möglicherweise einen Einfluss auf Entscheidungen haben können.

Aus diesem Grund müssen die Autoren bei AWMF-Leitlinien ihre Interessenkonflikte offenlegen. Eine systematische Evidenzbasierung, die interdisziplinäre Besetzung von Leitliniengremien und eine strukturierte Konsensfindung sollen verhindern, dass Einzelinteressen die Entwicklung der Leitlinien unangemessen beeinflussen können. International wird jedoch derzeit kontrovers diskutiert, ob diese Maßnahmen tatsächlich ausreichen oder ob es nicht vielmehr sinnvoll sein könnte, Experten mit Interessenkonflikten grundsätzlich von Leitliniengremien auszuschließen oder Leitlinien von unabhängigen Organisationen erstellen zu lassen. Bisher gibt es zu dieser Frage noch keinen abschließenden Konsens.

8.5 Aufbau von Leitlinien und begleitenden Dokumente

Besonders S3-Leitlinien sind in der Regel sehr umfangreiche Dokumente. Um die gesuchten Informationen schnell finden zu können, sollte man sich daher vorab orientieren, wie die jeweilige Leitlinie aufgebaut ist. Da die Leitlinien in der Regel in elektronischer Form als PDF-Dokument vorliegen, kann auch die Suchfunktion des PDF-Betrachters hilfreich sein.

In der Regel werden für das Krankheitsbild die Empfehlungen für Diagnostik und Therapie in getrennten Kapiteln aufgeführt. Bei sehr ausführlichen Leitlinien gibt es häufig auch ergänzend zu den umfangreichen Langfassungen auch übersichtliche Kurzfassungen, in denen nur die wesentlichen Empfehlungen enthalten sind.

Die Nationalen VersorgungsLeitlinien trennen in der Langfassung die reinen Empfehlungen von den ausführlichen Hintergrundinformationen, in denen sich etwa die Begründungen für die Empfehlungen sowie Informationen zu eventuell abweichenden Meinungen finden. Auch gibt es eine Kitteltaschenversion, die die Leitlinie auf zwei DIN-A4-Seiten zusammenfasst.

Eine Übersetzung der Leitlinien-Empfehlungen in patientengerechte Sprache enthalten die Patienten-Leitlinien, die es inzwischen begleitend für eine Reihe von Leitlinien gibt. Hier sind auch oft wertvolle Hinweise enthalten, was die Patienten selbst tun können (etwa Bewegung, Ernährung, Kontrolltermine). Diese Hinweise lassen sich auch gut bei der Patientenberatung in der Apotheke einsetzen.

Hinweise zu dem methodischen Vorgehen, die für die Bewertung der Leitlinie wichtig sind, finden sich entweder in der Leitlinie selbst (etwa im Vorspann oder im Anhang) oder in einem separat veröffentlichten Methoden-Report. Dort sind beispielsweise Informationen zu Interessenkonflikten oder dem Vorgehen bei der Literaturrecherche enthalten.

Bewertung von Leitlinien

Für die Bewertung von Leitlinien, wie sie etwa bei der Übernahme von Leitlinien-Empfehlungen in neue Leitlinien erforderlich ist, sind komplexe Instrumente entwickelt worden. Auf internationaler Ebene gehört dazu AGREE (Appraisal of Guidelines for REsearch and Evaluation), für den deutschsprachigen Raum hat das Ärztliche Zentrum für Qualität in der Medizin DELBI (Deutsches Leitlinien-Bewertungs-Instrument) entwickelt. Bei beiden Instrumenten liegt ein Schwerpunkt auf der methodischen Qualität der Leitlinie, jedoch spielen auch weitere Aspekte wie Anwendbarkeit im jeweiligen Gesundheitssystem oder die Praktikabilität eine Rolle.

Für die Apothekenpraxis sind diese Instrumente jedoch zu umfangreich und nicht in jedem Punkt auch tatsächlich relevant. Deshalb findet sich im ▸ Anhang eine komprimierte Checkliste, die im Wesentlichen auf den methodischen Aspekten von DELBI beruht. Als wesentliche Gesichtspunkte sollte man vor allem die Entwicklungsstufe (S3 ist besser als S1), die Transparenz der Entwicklung (Wie nachvollziehbar ist die Erstellung der Leitlinie?) und die Aktualität heranziehen.

Eine hohe methodische Qualität ist zwar kein Garant für inhaltliche Richtigkeit, erhöht aber die Wahrscheinlichkeit dafür. Allerdings gewährleistet auch eine formal hohe methodische Qualität nicht immer, dass man die einzelnen Aussagen auch tatsächlich unhinterfragt übernehmen kann. Denn in manchen Fällen haben Werturteile zu einer Empfehlung geführt, die nicht mit den eigenen oder denen des Patienten übereinstimmen. Daher lohnt sich immer ein Blick in die Begründungen. Dann lässt sich auch nachvollziehen, welche Patientengruppe die Leitlinien-Entwickler bei der jeweiligen Empfehlung im Blick hatten – bei Abweichungen, etwa im Hinblick auf Krankheitsstadium, begleitende Erkrankungen oder individuelle Werte, kann dann die Übertragbarkeit möglicherweise eingeschränkt sein (▸ Kap. 6).

Exkurs: GRADE–System

Wie bereits beschrieben, gibt es inzwischen eine ganze Reihe von Ansätzen im Rahmen von Leitlinien-Entwicklungen, die Qualität der Evidenz zu bewerten und daraus Empfehlungen abzuleiten. Um für eine bessere Einheitlichkeit und Transparenz zu sorgen, wurde das GRADE-System entwickelt (GRADE: Grades of Recommendations, Assessment and Evaluation). Erarbeitet wurde es von der GRADE Working Group und 2004 erstmals vorgestellt. Eine wichtige Grundlage von GRADE besteht darin, dass die Bewertung der Qualität der Evidenz und die Angabe der Stärke der Empfehlung separat nachvollzogen werden können, wie es bei der Entwicklung von Leitlinien notwendig ist.

Ein wesentlicher Unterschied zu den bisherigen Bewertungssystemen besteht darin, dass nicht nur global die Qualität der Einzelstudien bewertet wird. Vielmehr werden aus den vorliegenden Studien zu einer bestimmten Fragestellung die Daten für die gesuchten Endpunkte extrahiert und dann jeweils die Qualität getrennt für jeden Endpunkt bewertet. Dabei können durchaus auch mehrere Studien für einen Endpunkt benötigt werden oder umgekehrt kann eine Studie Daten für mehrere Zielgrößen liefern. Für jeden Endpunkt entsteht so ein „Evidenzkörper" (englisch: body of evidence), der sich möglicherweise aus mehreren Studien zusammensetzt. Auf diese Weise lassen sich besser als bei pauschalen Urteilen für die gesamte Studie die Einflüsse des Studiendesigns auf die Erfas-

8

sung verschiedener Endpunkte besser bewerten. Ein Beispiel: Eine unvollständige Verblindung einer Studie verzerrt harte Endpunkte wie etwa die Mortalität weniger als subjektiv erhobene Parameter, etwa die Wundheilung.

Bei der Einschätzung der Qualität folgt GRADE dabei grundsätzlich den üblichen Evidenzgraden für klinische Studien (▸Kap. 2.3.1). Liegen aber bestimmte Voraussetzungen vor, kann die Qualität herab- oder heruntergestuft werden. Dabei spielt die Frage eine wesentliche Rolle: „Wie groß ist das Ausmaß des Vertrauens, dass die Effektschätzer adäquat sind, um eine bestimmte Entscheidung oder Empfehlung zu unterstützen?" Dabei müssen verschiedene Faktoren berücksichtigt werden, etwa auch mögliche Risiken der Therapie. Deshalb geht der Qualitätsbegriff im GRADE-System auch über den Begriff „interne Validität" hinaus. So können Studien zwar eine hohe interne Validität für einen bestimmten Endpunkt aufweisen, doch kann der Wert für eine Empfehlung gering sein, wenn etwa die Intervention nicht in ausreichendem Maße zur Verfügung steht oder für die Routineanwendung in einem Gesundheitssystem nicht finanzierbar ist. Deshalb führt eine hohe Qualität auch nicht zwangsläufig zu einer starken Empfehlung.

Das GRADE-System kennt vier Qualitätsstufen: hoch, moderat, niedrig und sehr niedrig. Vom Ansatz her starten Endpunkte aus randomisierten kontrollierten Studien mit der Qualitätsstufe „hoch", aus Beobachtungsstudien mit „niedrig". Verschiedene Faktoren können dazu führen, dass die Qualität um eine oder zwei Schritte heruntergestuft werden: Risiko für Bias (etwa fehlerhafte Randomisierung), Inkonsistenz (starke Abweichungen oder widersprüchliche Ergebnisse der einzelnen Studien), Indirektheit (etwa Verwendung von Surrogatparametern), fehlende Präzision (sehr weite Konfidenzintervalle, die keine eindeutige Entscheidung erlauben) und Hinweise auf einen Publikationsbias.

Es gibt aber auch Gründe für ein Heraufstufen der Qualität: So können große Effekte und der Nachweis einer Dosis-Wirkungs-Beziehung die These stützen, dass es sich bei einem gefundenen Zusammenhang in einer Beobachtungsstudie tatsächlich um eine Ursache-Wirkungs-Beziehung handelt (▸Kap. 2.3.2). Gleiches gilt, wenn mögliche Confounder die Schlüsse im Hinblick auf den Behandlungseffekt weiter unterstützen und nicht etwa zu dem Ergebnis führen, dass möglicherweise auch kein Effekt vorhanden sein könnte.

Die Ergebnisse werden detailliert in sogenannten Evidenz-Profilen festgehalten. Eine kürzere Fassung ohne die Details zur Qualitätseinschätzung sind die Summary-of-Findings-Tabellen. Auf dieser Basis werden die Empfehlungen entwickelt (etwa für oder gegen eine Intervention).

Zusätzlich wird die Stärke der Empfehlung dargestellt. Hier kennt GRADE vier Kategorien: Starke oder schwache Empfehlung für die Intervention beziehungsweise starke oder schwache Empfehlung dagegen.

9 Wissenschaftliche Literatur finden

Jetzt wollte ich mal rauskriegen, was es mit diesem Mittel gegen Arthrose wirklich auf sich hat. Bei Google habe ich mehr als 100 000 Treffer bekommen – was nun?

Um eine konkrete Frage in der Apothekenpraxis beantworten zu können, ist häufig eine gezielte Literaturrecherche nötig. Das Ziel dabei ist es, so schnell wie möglich eine vertrauenswürdige Antwort zu finden, die die gestellte Frage auch tatsächlich ausreichend beantwortet – im Alltag also in einem solchen Ausmaß, dass man auf dieser Basis eine begründete Entscheidung, etwa in der Patientenberatung treffen kann. Dafür ist natürlich auch eine kritische Wertung der gefundenen Antworten notwendig, wie es in den vorhergehenden Kapiteln ausführlich beschrieben wurde.

Die Kunst bei der Recherche besteht darin, zum einen sich nicht zu früh mit einer vermeintlich einfachen Antwort zufrieden zu geben, etwa indem man sich auf die Werbeaussagen des Herstellers verlässt. Zum anderen darf man sich aber auch nicht bei der Literatursuche verzetteln und nach Vollständigkeit streben, wenn die wesentlichen Fakten schon lange vorliegen. Hier einen guten Mittelweg zu finden, ist vor allem ein Resultat von viel Übung, verbunden mit einer kritischen (Selbst-)Reflektion. Die gute Nachricht ist aber, dass eine effektive und effiziente Literaturrecherche durchaus erlernbar ist.

9.1 Kategorien von wissenschaftlicher Literatur

Als Recherchemöglichkeiten stehen in der Regel die in der Apotheke vorhandene Literatur (Bücher, Zeitschriften, Datenbanken) als auch eine Internet-Suche zur Verfügung. In beiden Fällen ist es wichtig zu wissen, welche Kategorien bei wissenschaftlicher Literatur unterschieden werden:

Zur Primärliteratur gehören einzelne Studien, in denen Wissenschaftler über ihre Forschungsergebnisse berichten. Sie erscheinen typischerweise gedruckt und/oder online in wissenschaftlichen Zeitschriften. Dazu gehören etwa Publikationen von einzelnen klinischen Studien, aber auch Berichte aus der Grundlagenforschung, etwa über Tier- oder Zellversuche. Seriöse medizinische Fachzeitschriften lassen die Forschungsbeiträge von anderen Wissenschaftlern aus dem Forschungsgebiet begutachten (peer review). Beiträge aus der Sekundärliteratur fassen die Erkenntnisse aus einzelnen Primärstudien zusammen und bewerten oder kommentieren sie. Zu dieser Kategorie gehören etwa narrative oder systematische Übersichtsarbeiten sowie evidenzbasierte Leitlinien. Werke der Tertiärliteratur fassen hingegen die Sekundärliteratur und andere Quellen zusammen, wobei

9

sich im Gegensatz zur Sekundärliteratur, die in der Regel mit detaillierten Einzelzitaten arbeitet, häufig nicht vollständig nachvollziehen lässt, welche Aussage aus welcher Quelle stammt. Typische Beispiele sind etwa Lehrbücher, Lexika oder andere Nachschlagewerke.

Der Bearbeitungsgrad der wissenschaftlichen Erkenntnisse nimmt also von der Primär- zur Tertiärliteratur zu. Damit steigt auch der Grad der Komprimierung, was in der Regel eine Zeitersparnis für den Leser bedeutet und die Einordnung in den Kontext und damit den Überblick erleichtern kann. Allerdings sollte man auch wissen, dass damit auch die Gefahr steigt, dass dabei zum einen Informationen verloren gehen können (etwa die Details, wie gut eine Therapie bei einer bestimmten Patientengruppe untersucht ist), zum anderen aber auch persönliche Bewertungen und Gewichtungen des Autors einfließen, die nicht immer klar deklariert sind.

Gerade bei Werken der Tertiärliteratur ist auch der Aspekt der Aktualität zu beachten: Die Produktion nimmt häufig einen längeren Zeitraum in Anspruch, so dass einige der Aussagen möglicherweise schon kurze Zeit nach Erscheinen überholt sind. Ein Beispiel: Zum Zeitpunkt der Manuskript-Erstellung für ein Lehrbuch der Pharmakologie greifen die Autoren auf die derzeit gültigen Leitlinien zurück. Für den Leser ist es sehr bequem, die wichtigsten Aussagen der Leitlinie, die mehrere hundert Seiten umfasst, auf einer Seite komprimiert zu bekommen. Wird diese Leitlinie überarbeitet, womöglich schon kurz nach dem Erscheinungstermin des Lehrbuchs, können durchaus fünf Jahre vergehen (oder länger), bis die neuen Erkenntnisse und Empfehlungen in der nächsten Auflage berücksichtigt werden können.

Weil elektronische Informationen schneller aktualisiert werden können, haben besonders internetbasierte Recherchemöglichkeiten an Bedeutung gewonnen. Allerdings sollte man dabei auch auf die in den vorhergehenden Kapiteln besprochenen Aspekte achten und die gefundenen Artikel kritisch bewerten. Das gilt sowohl für Primär-, als auch für Sekundär- und Tertiärliteratur.

9.2   Auf der Suche nach der „bestverfügbaren Evidenz"

Wer sich im Internet auf die Suche nach evidenzbasierten Informationen macht, hat es nicht leicht: Suchmaschinen wie Google finden meist sehr viele Einträge. In vielen Fällen ist es auch fraglich, ob diese Ergebnisse tatsächlich zuverlässig sind.

Eine Verwendung von Google Scholar beschränkt die Suche zwar auf wissenschaftliche Dokumente, allerdings ist diese Definition sehr weit gefasst und die Suche findet auch Dokumente von sehr fragwürdiger Qualität. Vorteilhaft ist die Nutzung von Google Scholar jedoch dann, wenn man etwa Artikel aus Fachzeitschriften sucht, die nicht in medizinische Datenbanken aufgenommen sind. Dazu zählen auch einige deutschsprachige Fachzeitschriften, besonders solche aus medizinischen Randgebieten. Außerdem kann Google Scholar auch im Volltext suchen, selbst wenn er nicht frei verfügbar ist.

Für die Suche nach Informationen in der Apothekenpraxis wird es jedoch in der Regel weniger um sehr exotische Fragestellungen gehen oder darum, tatsächlich alle Literaturstellen zu einer Frage zu finden, als vielmehr um eine schnelle Orientierung mit Hilfe von zuverlässigen Quellen. Deshalb ist es sinnvoll, mit der Suche in speziellen Datenbanken mit medizinischen Inhalten zu beginnen. Vor der eigentlichen Suche ist es aber sinnvoll, sich darüber zu orientieren, welche Quelle tatsächlich gebraucht wird. Das Ziel dieser Frage ist es, zeitsparend auf die „bestverfügbare Evidenz" zuzugreifen.

Bei vielen Fragen zum Nutzen einer bestimmten Therapie ist es daher sinnvoll, gezielt nach systematischen Übersichtsarbeiten zu suchen. Auf einzelne randomisierte kontrollierte Studien lohnt es sich meist nur zurückzukommen, wenn der systematische Review vermutlich nicht aktuell genug ist oder es gar keine systematische Übersichtsarbeit zu der Fragestellung gibt. Für Fragen nach dem Stellenwert eines einzelnen Arzneimittels im Kontext anderer therapeutischer Optionen ist häufig ein Blick in die entsprechenden Leitlinien sinnvoll. Bei sehr neuen Arzneistoffen auf dem Markt können auch die Bewertungen des Instituts für Wirtschaftlichkeit und Qualität im Gesundheitswesen (IQWiG) hilfreich sein (▸ Anhang). Regelmäßig veröffentlicht auch die Arzneimittelkommission der deutschen Ärzteschaft zusammenfassende Informationen zu neuen Wirkstoffen.

Diese Beispiele zeigen, dass es bei der Literaturrecherche in der Apothekenpraxis meist nicht auf Vollständigkeit, sondern vielmehr auf eine gute Präzision ankommt: Es ist also nicht wichtig, alle Veröffentlichungen zu der Fragestellung zu finden, sondern diejenigen Quellen, die die Frage am zuverlässigsten beantworten. Damit unterscheidet sich die Suchstrategie erheblich von der umfangreichen Recherche, die etwa im Rahmen der Erstellung von Leitlinien oder systematischen Übersichtsarbeiten durchgeführt werden sollte.

9.3 Suche in medizinischen Datenbanken

Es existieren eine ganze Reihe medizinischer Datenbanken, die sich in Inhalt und Suchstrategien unterscheiden. Die wichtigsten für die Literatursuche in der Apothekenpraxis stellt dieser Abschnitt vor. In den meisten Fällen enthalten die Datenbanken die bibliografischen Angaben zu den Artikeln (also etwa Autoren, Titel, Zeitschrift, Ausgabe, Seiten) und eine Zusammenfassung (Abstract). Der Volltext ist in vielen Fällen nicht enthalten, häufig aber verlinkt (▸ Kap. 9.3.6).

9.3.1 Formulieren der Suchanfrage

Vor der eigentlichen Recherche in der Datenbank ist es wichtig, sich die eigentliche Fragestellung zu vergegenwärtigen. Sonst ist das Risiko groß, bei der Literatursuche zu viele nicht relevante Artikel zu bekommen und die wesentlichen zu verpassen. Bei der Formulierung der Suchanfrage kann das sogenannte PICO-Schema helfen.

Die einzelnen Buchstaben von PICO stehen dabei für die Komponenten der Anfrage:

- P(atient) oder P(roblem)
- I(ntervention)
- C(omparison) = Vergleich
- O(utcome) = Zielgröße

Nicht in jedem Fall ist es nötig, sich tatsächlich für alle Komponenten ein Suchwort zu überlegen, es erhöht jedoch die Spezifität der Anfrage und senkt die Treffermenge. Wie sich das PICO-Schema in der Praxis umsetzen lässt, zeigt das folgende Beispiel:

Die Apothekerin wird häufiger mit der Frage von Arthrose-Patienten konfrontiert, ob ein Mittel mit Glucosamin für sie hilfreich sein könnte. Bei der Formulierung der Suchstrategie sollte die Apothekerin sich dabei die folgenden Fragen stellen:

9

- Patientengruppe: Möglichst weitgefasste Suche (alle Patienten mit Arthrose an einem beliebigen Gelenk) oder eher enger Blickwinkel (etwa übergewichtige Patienten mit fortgeschrittener Arthrose am Kniegelenk)?
- Intervention: Alle Glucosamin-Präparate oder beschränkt auf spezielle Salze (beispielsweise Glucosaminsulfat)?
- Comparison/Vergleich: Kann in den Studien ein beliebiges Arzneimittel als Vergleich eingesetzt werden oder interessiere ich mich für Vergleiche mit Placebo oder einem nicht-steroidalen Antiphlogistikum?
- Outcome/Zielgröße: Was ist ein sinnvoller patientenrelevanter Parameter, also etwa Funktionalität, Schmerzen, Notwendigkeit eines Gelenkersatzes?

Auf dieser Basis lässt sich dann die Suchanfrage formulieren. Allerdings arbeiten die meisten Datenbanken auf Englisch, so dass die Suchbegriffe entsprechend übersetzt werden müssen. Dabei können etwa medizinische Online-Lexika wie das Roche Medizin Lexikon helfen (▸ Anhang). Im Beispiel könnten die Komponenten des PICO-Schemas etwa so aussehen:

- P(atient) oder P(roblem): osteoarthritis
- I(ntervention): glucosamine
- C(omparison) = beliebig (frei lassen)
- O(utcome) = Zielgröße (pain)

Die formulierte Suchanfrage lässt sich dann in den verschiedenen medizinischen Datenbanken verwenden.

9.3.2 Suchen mit Pubmed

Die Datenbank MEDLINE ist die größte Datenbank für biomedizinische und gesundheitsbezogene Publikationen und enthält Daten aus mehr als 5 600 verschiedenen Fachzeitschriften (Stand Juli 2014). Die Daten gehen dabei inzwischen bis ins Jahr 1946 zurück. Kostenlos ist die Suche in den mehr als 24 Millionen Datensätzen über die Plattform PubMed möglich (www.pubmed.gov), die von dem US-amerikanischen National Institute of Health betrieben wird. In PubMed sind zwar Artikel in etwa 40 Sprachen gelistet, die Mehrzahl der Publikationen ist jedoch englischsprachig.

Einfache Suche. Bei PubMed ist es möglich, die Begriffe der Suchanfrage („osteoarthritis", „glucosamine", „pain") einfach in das Suchfeld einzugeben (○ Abb. 9.1). Oft schlägt PubMed auch automatisch nach Eingabe der ersten Buchstaben eines Worts einen oder mehrere Suchbegriffe vor. Diese Funktionalität wird auch als „Automatic Term Mapping" bezeichnet. Auf diese Weise sucht PubMed in allen Feldern der Datensätze und erzielt häufig eine sehr große Anzahl von Treffern (in unserem Beispiel 320, Stand Oktober 2014) – meist mehr, als man tatsächlich auswerten kann. Gleichzeitig sind in der Regel auch eine Vielzahl von nicht-relevanten Publikationen enthalten, also Dokumente, die die eigene Frage nicht beantworten können.

Einsatz von Filtern. Um eine handhabbare Menge von Treffern zu erzielen, ist es in vielen Fällen sinnvoll, die Suche einzuschränken. Dafür bietet PubMed in der linken Spalte eine Reihe sogenannter „Filter" an. Sie ermöglichen es etwa, die Anzeige auf bestimmte Arten von Artikeln (etwa systematische Übersichtsarbeiten oder randomisierte kontrollierte Studien) einzuschränken oder Vorgaben für den Publikationszeitraum zu machen. Für

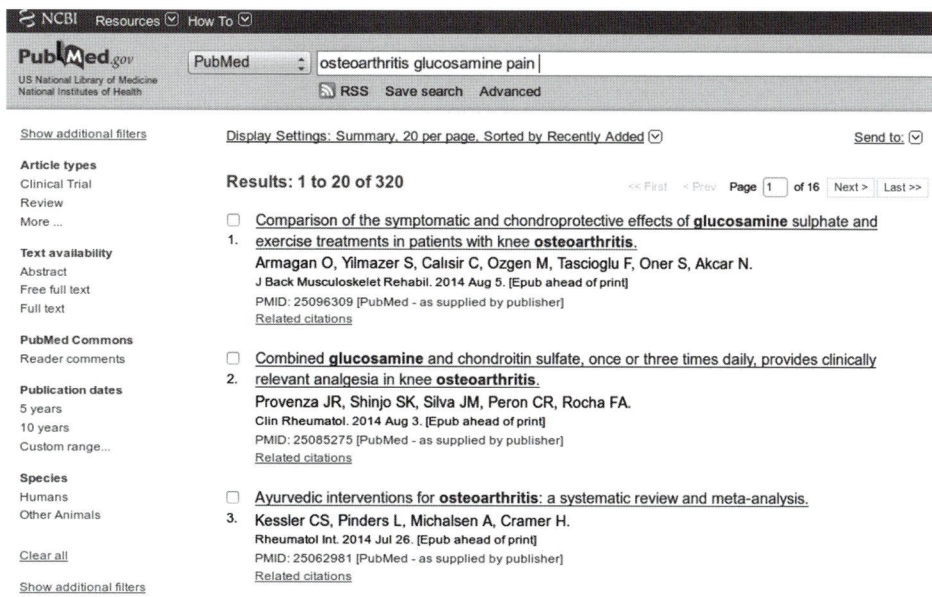

Abb. 9.1 Einfachster Fall einer Recherche mit PubMed unter Verwendung der einzelnen Komponenten der formulierten Suchanfrage

den schnellen Überblick in der Apotheke bieten sich häufig systematische Übersichtsarbeiten und Metaanalysen an. Durch Einschränkung auf systematische Übersichtsarbeiten und Metaanalysen und ein Publikationsdatum in den letzten fünf Jahren konnten im Beispiel so die Treffer auf 22 reduziert werden (● Abb. 9.2).

Logische Operatoren. In unserem Beispiel soll der Fokus vor allem auf Arthrose am Knie- oder Hüftgelenk liegen. Ein Blick auf die Liste der gefundenen Artikel zeigt, dass aber auch Publikationen zu Arthrose an Gelenken der Hand enthalten sind. Um die Liste auf die interessierenden Aspekte einzuschränken, können logische Operatoren eingesetzt werden (AND, OR, NOT): AND verbindet zwei Aspekte, die beide vorkommen müssen. OR sorgt dafür, dass mindestens einer der Begriffe in der Treffermenge enthalten sein muss. Mit NOT lassen sich bestimmte Begriffe ausschließen. Die verwendeten Klammern geben an, in welcher Reihenfolge die einzelnen Teile der Suchanfrage ausgeführt werden sollen (wie bei den mathematischen Rechenregeln). Eine entsprechende Suchanfrage könnte also lauten: „osteoarthritis AND (hip OR knee) AND glucosamine AND pain". Die beschriebene Suchanfrage mit Filtern und logischen Operatoren soll also alle systematischen Übersichtsarbeiten und Metaanalysen aus den letzten fünf Jahren finden, die sowohl die Begriffe „osteoarthritis", „glucosamine" und „pain" enthalten als auch mindestens einen der Begriffe knee oder hip (● Abb. 9.3). Durch diese Einschränkung konnte im Beispiel die Trefferzahl auf 10 reduziert werden. Die logischen Operatoren lassen sich auch gut verwenden, wenn es etwa für ein Krankheitsbild mehrere Bezeichnungen, Synonyme oder verwandte Begriffe gibt (etwa „dementia" OR „cognitive decline" OR „cognitive impairment"). Gibt man Begriffe hintereinander ohne logische Operatoren ein, verbindet PubMed die Suchwörter intern automatisch mit „AND".

9

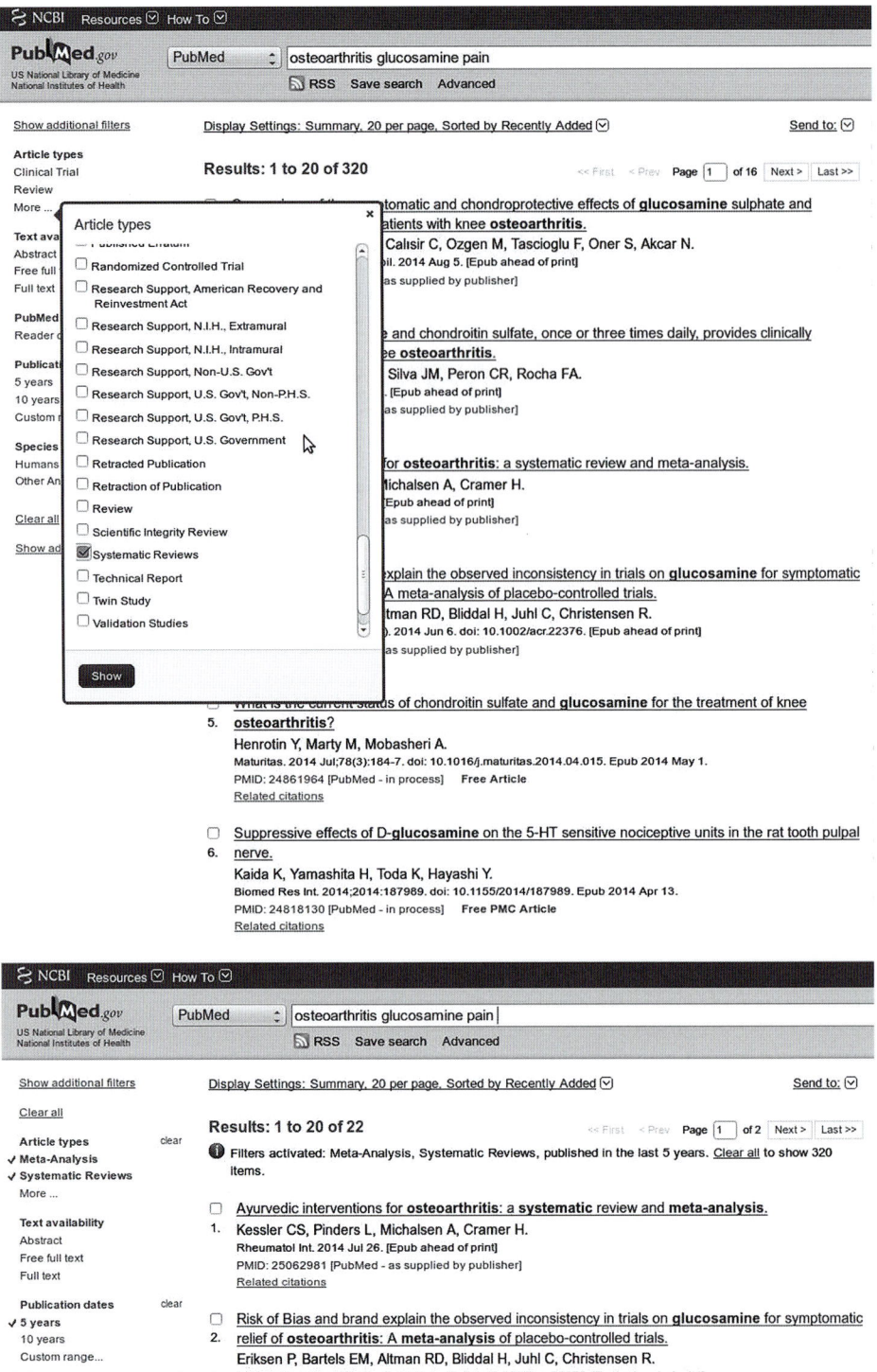

○ **Abb. 9.2** Verwendung von Filtern für eine Suchanfrage in PubMed

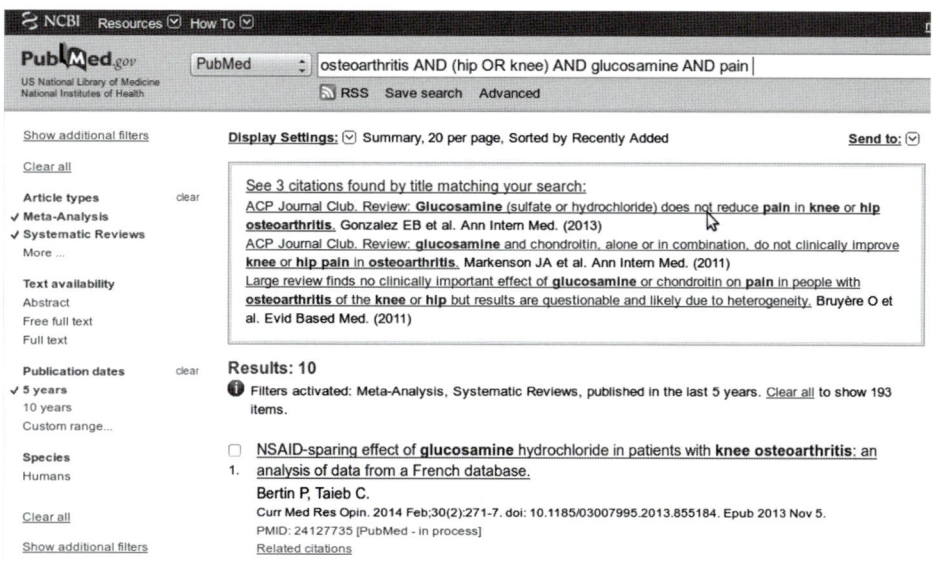

o Abb. 9.3 Logische Operatoren wie AND, OR oder NOT helfen, die Suchanfrage zu präzisieren und so die Trefferanzahl zu reduzieren

Trunkierung. Wenn unklar ist, in welcher grammatikalischen Form ein Suchbegriff in Artikeln verwendet wird, kann bei der Formulierung der Suchbegriffe auch eine Abkürzung (Trunkierung) zum Einsatz kommen. So findet PubMed mit dem Suchbegriff bleed* bleed, bleeds und bleeding, mit prophyla* sowohl prophylaxis als auch prophylactic.

MeSH-Terms. Manchmal stößt man bei der Suche mit PubMed auf das Problem, dass man mit der Suchanfrage zu wenige relevante Artikel findet. Eine mögliche Ursache besteht darin, dass die Autoren in Titel oder Abstract nicht das verwendete Suchwort, sondern eine alternative Beschreibung nutzen. Dann lohnt es sich, sich mit den MeSH-Terms (MeSH: medical subject headings) zu beschäftigen. MeSH-Terms sind ein System aus hierarchisch geordneten Schlagwörtern (Kategorien), in die der größte Teil der Dokumente in PubMed einsortiert sind. Wenn das der Fall ist, ist der betreffende Eintrag mit dem Vermerk „indexed for MEDLINE" gekennzeichnet. Wenn man einen interessanten Artikel gefunden hat und den Einzeleintrag aufruft, kann man sich die zugehörigen MeSH-Terms anzeigen lassen und in die Suche übernehmen (o Abb. 9.4). So findet man auch Artikel, die für ein Krankheitsbild oder eine Therapie eventuell andere Begriffe als die eigenen Suchwörter verwenden. Allerdings ist dabei zu beachten, dass sehr neue Einträge in der Regel noch nicht verschlagwortet sind. Daneben lässt sich auch direkt in den MeSH-Terms suchen und so alle Artikel einer bestimmten Kategorie oder mit einer Kombination definierter Schlagwörter finden. Dieses Vorgehen wird in der Regel bei systematischen Literaturrecherchen verwendet.

Search History. Bei sehr komplexen Suchanfragen kann es hilfreich sein, die „Search History" von PubMed zu nutzen. Hier kann man in einzelnen Schritten suchen und dann die Suchanfrage aus den Schritten etwa mit Hilfe von logischen Operatoren zusammensetzen. Das erleichtert besonders bei sehr komplexen Suchanfragen die Übersicht. Nach einer kostenlosen Registrierung ist es möglich, Suchvorgänge abzuspeichern und zu

9

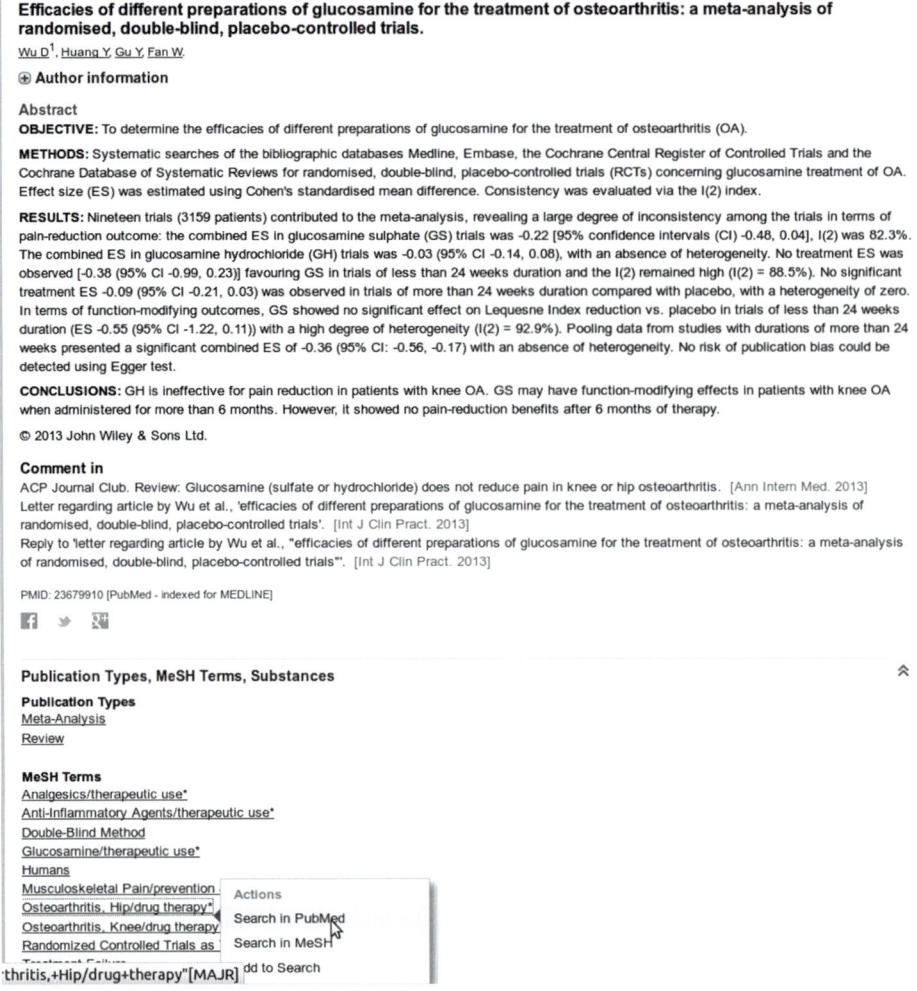

Efficacies of different preparations of glucosamine for the treatment of osteoarthritis: a meta-analysis of randomised, double-blind, placebo-controlled trials.

Wu D[1], Huang Y, Gu Y, Fan W.

⊕ Author information

Abstract

OBJECTIVE: To determine the efficacies of different preparations of glucosamine for the treatment of osteoarthritis (OA).

METHODS: Systematic searches of the bibliographic databases Medline, Embase, the Cochrane Central Register of Controlled Trials and the Cochrane Database of Systematic Reviews for randomised, double-blind, placebo-controlled trials (RCTs) concerning glucosamine treatment of OA. Effect size (ES) was estimated using Cohen's standardised mean difference. Consistency was evaluated via the I(2) index.

RESULTS: Nineteen trials (3159 patients) contributed to the meta-analysis, revealing a large degree of inconsistency among the trials in terms of pain-reduction outcome: the combined ES in glucosamine sulphate (GS) trials was -0.22 [95% confidence intervals (CI) -0.48, 0.04], I(2) was 82.3%. The combined ES in glucosamine hydrochloride (GH) trials was -0.03 (95% CI -0.14, 0.08), with an absence of heterogeneity. No treatment ES was observed [-0.38 (95% CI -0.99, 0.23)] favouring GS in trials of less than 24 weeks duration and the I(2) remained high (I(2) = 88.5%). No significant treatment ES -0.09 (95% CI -0.21, 0.03) was observed in trials of more than 24 weeks duration compared with placebo, with a heterogeneity of zero. In terms of function-modifying outcomes, GS showed no significant effect on Lequesne Index reduction vs. placebo in trials of less than 24 weeks duration (ES -0.55 (95% CI -1.22, 0.11)) with a high degree of heterogeneity (I(2) = 92.9%). Pooling data from studies with durations of more than 24 weeks presented a significant combined ES of -0.36 (95% CI: -0.56, -0.17) with an absence of heterogeneity. No risk of publication bias could be detected using Egger test.

CONCLUSIONS: GH is ineffective for pain reduction in patients with knee OA. GS may have function-modifying effects in patients with knee OA when administered for more than 6 months. However, it showed no pain-reduction benefits after 6 months of therapy.

© 2013 John Wiley & Sons Ltd.

Comment in

ACP Journal Club. Review: Glucosamine (sulfate or hydrochloride) does not reduce pain in knee or hip osteoarthritis. [Ann Intern Med. 2013]
Letter regarding article by Wu et al.', 'efficacies of different preparations of glucosamine for the treatment of osteoarthritis: a meta-analysis of randomised, double-blind, placebo-controlled trials'. [Int J Clin Pract. 2013]
Reply to 'letter regarding article by Wu et al., "efficacies of different preparations of glucosamine for the treatment of osteoarthritis: a meta-analysis of randomised, double-blind, placebo-controlled trials"'. [Int J Clin Pract. 2013]

PMID: 23679910 [PubMed - indexed for MEDLINE]

Publication Types, MeSH Terms, Substances   ≫

Publication Types
Meta-Analysis
Review

MeSH Terms
Analgesics/therapeutic use*
Anti-Inflammatory Agents/therapeutic use*
Double-Blind Method
Glucosamine/therapeutic use*
Humans
Musculoskeletal Pain/prevention   Actions
Osteoarthritis, Hip/drug therapy*   Search in PubMed
Osteoarthritis, Knee/drug therapy   Search in MeSH
Randomized Controlled Trials as   Add to Search
thritis,+Hip/drug+therapy"[MAJR]

○ **Abb. 9.4** Viele Einträge für Publikationen in PubMed enthalten Schlagworte (MeSH Terms)

einem späteren Zeitpunkt zu wiederholen. Auch gibt es die Option, sich automatisch neue Ergebnisse zu den Suchanfragen per E-Mail zuschicken zu lassen.

Clinical Queries. Für eine schnelle Suche von klinisch relevanten Artikeln lässt sich in PubMed auch der Schnellzugang „Clinical Queries" nutzen. Er findet sich auf der Startseite von PubMed in der mittleren Spalte. Es öffnet sich ein Suchfenster, in dem man die Suchbegriffe wie üblich eingeben kann. Die mittlere Spalte der Ergebnisse listet unter anderem systematische Übersichtsarbeiten und Leitlinien auf, während in der linken Spalte klinische Studien erscheinen. Eine Auswahl von „therapy" und „narrow" beschränkt die Anzeige auf randomisierte kontrollierte Studien (○ Abb. 9.5). Ein Vorteil dieses Schnellzugangs besteht darin, dass Studien ohne versorgungsrelevante Bedeutung, etwa Zell- oder Tierversuche, erst gar nicht angezeigt werden und nicht erst durch die Filter ausgeschlossen werden müssen.

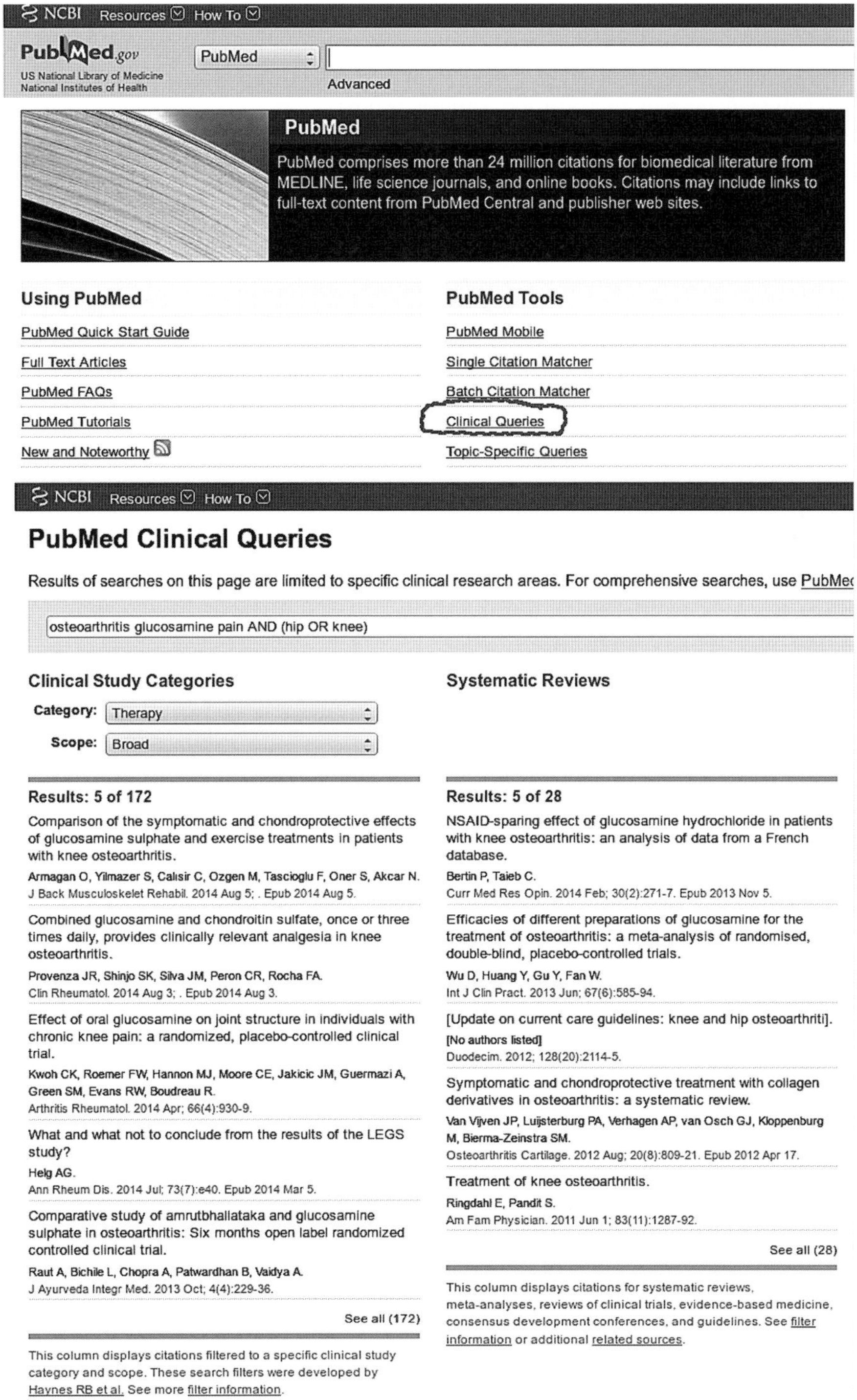

NCBI Resources ⊙ How To ⊙

PubMed.gov [PubMed ⊡] [   ]
US National Library of Medicine
National Institutes of Health Advanced

PubMed

PubMed comprises more than 24 million citations for biomedical literature from MEDLINE, life science journals, and online books. Citations may include links to full-text content from PubMed Central and publisher web sites.

Using PubMed

PubMed Quick Start Guide

Full Text Articles

PubMed FAQs

PubMed Tutorials

New and Noteworthy

PubMed Tools

PubMed Mobile

Single Citation Matcher

Batch Citation Matcher

Clinical Queries

Topic-Specific Queries

NCBI Resources ⊙ How To ⊙

PubMed Clinical Queries

Results of searches on this page are limited to specific clinical research areas. For comprehensive searches, use PubMed

[osteoarthritis glucosamine pain AND (hip OR knee)]

Clinical Study Categories

Category: [Therapy ⊡]

Scope: [Broad ⊡]

Systematic Reviews

Results: 5 of 172

Comparison of the symptomatic and chondroprotective effects of glucosamine sulphate and exercise treatments in patients with knee osteoarthritis.
Armagan O, Yilmazer S, Calisir C, Ozgen M, Tascioglu F, Oner S, Akcar N.
J Back Musculoskelet Rehabil. 2014 Aug 5; . Epub 2014 Aug 5.

Combined glucosamine and chondroitin sulfate, once or three times daily, provides clinically relevant analgesia in knee osteoarthritis.
Provenza JR, Shinjo SK, Silva JM, Peron CR, Rocha FA.
Clin Rheumatol. 2014 Aug 3; . Epub 2014 Aug 3.

Effect of oral glucosamine on joint structure in individuals with chronic knee pain: a randomized, placebo-controlled clinical trial.
Kwoh CK, Roemer FW, Hannon MJ, Moore CE, Jakicic JM, Guermazi A, Green SM, Evans RW, Boudreau R.
Arthritis Rheumatol. 2014 Apr; 66(4):930-9.

What and what not to conclude from the results of the LEGS study?
Helg AG.
Ann Rheum Dis. 2014 Jul; 73(7):e40. Epub 2014 Mar 5.

Comparative study of amrutbhallataka and glucosamine sulphate in osteoarthritis: Six months open label randomized controlled clinical trial.
Raut A, Bichile L, Chopra A, Patwardhan B, Vaidya A.
J Ayurveda Integr Med. 2013 Oct; 4(4):229-36.

See all (172)

This column displays citations filtered to a specific clinical study category and scope. These search filters were developed by Haynes RB et al. See more filter information.

Results: 5 of 28

NSAID-sparing effect of glucosamine hydrochloride in patients with knee osteoarthritis: an analysis of data from a French database.
Bertin P, Taieb C.
Curr Med Res Opin. 2014 Feb; 30(2):271-7. Epub 2013 Nov 5.

Efficacies of different preparations of glucosamine for the treatment of osteoarthritis: a meta-analysis of randomised, double-blind, placebo-controlled trials.
Wu D, Huang Y, Gu Y, Fan W.
Int J Clin Pract. 2013 Jun; 67(6):585-94.

[Update on current care guidelines: knee and hip osteoarthriti].
[No authors listed]
Duodecim. 2012; 128(20):2114-5.

Symptomatic and chondroprotective treatment with collagen derivatives in osteoarthritis: a systematic review.
Van Vijven JP, Luijsterburg PA, Verhagen AP, van Osch GJ, Kloppenburg M, Bierma-Zeinstra SM.
Osteoarthritis Cartilage. 2012 Aug; 20(8):809-21. Epub 2012 Apr 17.

Treatment of knee osteoarthritis.
Ringdahl E, Pandit S.
Am Fam Physician. 2011 Jun 1; 83(11):1287-92.

See all (28)

This column displays citations for systematic reviews, meta-analyses, reviews of clinical trials, evidence-based medicine, consensus development conferences, and guidelines. See filter information or additional related sources.

9

○ **Abb. 9.5** Der Filter „Clinical Queries" liefert Dokumente, die für den Versorgungsalltag relevant sein können.

Single Citation Matcher. In manchen Situationen will man schnell zum Abstract eines Artikels gelangen, etwa wenn man die Aussagekraft einer in der Arzneimittelwerbung zitierten Studie prüfen will. Eine Möglichkeit besteht darin, bei PubMed den Titel der Publikation einzugeben. Falls der nicht angegeben ist, sondern nur die Literaturstelle mit Autor, Journal, Jahr und Seite, bietet PubMed mit dem „Single Citation Matcher" eine komfortable Suchmöglichkeit. Dabei können die vorhandenen bibliographischen Angaben direkt in eine Suchmaske eingegeben werden. Der Link findet sich ebenfalls auf der Startseite von PubMed in der mittleren Spalte (zwei Einträge über „Clinical Queries").

Links zu ausführlichen Anleitungen zum Umgang mit PubMed (unter anderem zu MeSH-Terms und der Search History) finden sich im ▸ Anhang.

9.3.3 Suchen mit der Cochrane Library

Eine wichtige Quelle für systematische Übersichtsarbeiten ist die Cochrane Library, die unter www.thecochranelibrary.com zur Verfügung steht. Sie enthält in der Datenbank „Cochrane Database of Systematic Reviews" derzeit rund 6000 Cochrane Reviews (Stand Juni 2014) zu den verschiedensten Themen. Einen Schwerpunkt bilden Reviews zu Fragen von Therapie und Prävention, zunehmend werden aber auch Übersichtsarbeiten zu diagnostischen Fragestellungen veröffentlicht. Updates mit neuen oder aktualisierten systematischen Übersichtsarbeiten werden kontinuierlich publiziert, einmal im Monat erscheint eine Übersicht aller neuen oder aktualisierten Reviews.

Insgesamt umfasst die Cochrane Library sieben Datenbanken. Zusätzlich zu den Cochrane Reviews gehören dazu etwa die Database of Abstracts of Reviews of Effects (DARE), in der strukturierte Zusammenfassungen und Bewertungen von systematischen Übersichtsarbeiten gesammelt sind. Das Cochrane Central Register of Controlled Trials (CENTRAL) ist die weltweit größte Sammlung randomisierter kontrollierter Studien (Zusammenfassung und bibliographische Angaben). CENTRAL enthält auch Studien, die nicht in elektronischen Datenbanken verzeichnet sind und im Rahmen von Handsuchen, etwa bei der Erstellung von Cochrane Reviews, gefunden wurden. Zum Vergleich: Eine Suche nach randomisierten kontrollierten Studien mit („Ginkgo biloba" AND dementia) erzielte in CENTRAL 100 Treffer, während die gleiche Suchanfrage in PubMed nur 61 randomisierte kontrollierte Studien fand (Stand: 27.10.2014). Die Cochrane Library enthält also sowohl Primär- als auch Sekundärliteratur.

Die Cochrane Library lässt sich nach Stichwörtern durchsuchen, dabei ist eine Einschränkung auf bestimmte Datenbanken (etwa nur Cochrane Reviews) möglich. Auch MeSH-Terms können für die Suche verwendet werden. Außerdem ist es möglich, die einzelnen Datenbanke zu durchstöbern (browse). Ausführliche Hinweise zur Suche sind über die Hilfe-Seite der Cochrane Library verfügbar. Weitere Hilfestellungen finden sich auch auf einer entsprechenden Seite des deutschen Cochrane-Zentrums (▸ Anhang).

Die Cochrane Reviews stehen sowohl im HTML- als auch im PDF-Format zur Verfügung. Neben den wissenschaftlichen Abstracts ist jeweils auch eine allgemeinverständliche Zusammenfassung (plain language summary) enthalten. In einigen Fällen stehen diese Zusammenfassungen auch in anderen Sprachen als Englisch zur Verfügung, einige wenige sogar auf Deutsch.

Die Suchfunktion und der Zugriff auf die Zusammenfassungen (Abstracts) ist kostenlos möglich. Alle Cochrane Reviews, die seit Februar 2013 neu veröffentlicht oder überarbeitet wurden, stehen nach Ablauf von zwölf Monaten nach der Publikation auch im Volltext frei zur Verfügung. Der Volltext älterer Reviews ist dagegen kostenpflichtig. Allerdings sind einzelne Reviews, deren Autoren eine Gebühr für freien Zugang (open access) bezahlt haben, ebenfalls ohne Gebühr zugänglich. Solche Reviews sind entsprechend gekennzeichnet.

Die bibliographischen Angaben zu Cochrane Reviews sind nicht nur in der Cochrane Library, sondern auch in PubMed enthalten.

9.3.4 Suchen mit der TRIP Database

Die TRIP Datenbank (TRIP steht für Turning Research Into Practice, www.tripdatabase.com) ist eine Meta-Suchmaschine, die mehrere Quellen gleichzeitig durchsucht und klinisch relevante Literatur nach bestimmten Kriterien vorsortiert (etwa Aktualität und Qualität). Die Datenbank greift dabei auf Webseiten zurück, deren Inhalte zuvor von Experten auf ihre methodische Qualität und klinische Nützlichkeit hin geprüft wurde.

Gefunden werden vor allem systematische Übersichtsarbeiten und (vorwiegend englischsprachige) Leitlinien, zusätzlich eine Auswahl von Primärstudien aus wichtigen medizinischen Fachzeitschriften. Außerdem findet sich aber auch weitere evidenzbasierte Sekundärliteratur, etwa Bewertungen von systematischen Übersichtsarbeiten (DARE), Dokumente von staatlichen Gesundheitsbehörden etwa aus den USA und Großbritannien oder evidenzbasierte Zusammenstellungen von medizinischen Informationen (evidenzbasierte Synopsen). Außerdem sind auch klinische Studien aus wichtigen medizinischen Fachzeitschriften verlinkt und es lassen sich Bilder, Videos und (englischsprachige) Patienteninformationen, etwa aus dem britischen Gesundheitssystem NHS finden.

Durch die Vorsortierung soll es möglich sein, relevante Evidenz schnell zu finden. Eine Suche ist nach Stichworten möglich, zusätzlich steht auch eine Eingabemaske für das PICO-Schema zur Verfügung. Die Ergebnisse werden sortiert nach Quelle und Art in der rechten Spalte des Bildschirms angezeigt, dort ist auch die Navigation und weitere Einschränkung der Suchergebnisse möglich (○ Abb. 9.6), etwa nach Publikationsjahr oder medizinischem Fachgebiet (beispielsweise Pädiatrie).

Die Nutzung der TRIP Database ist bisher kostenlos, für 2015 ist aber eine Beschränkung der kostenlosen Funktionalitäten angekündigt. Eine Registrierung ist zwar nicht erforderlich, macht es aber möglich, bei neuen Ergebnissen zu den angegebenen Interessenschwerpunkten (etwa Diabetes) eine Benachrichtigung per E-Mail zu erhalten. Bei kostenlosen Quellen ist der Zugriff direkt aus der Datenbank möglich. TRIP wird – je nach Inhalt – zweiwöchentlich bis einmal im Monat aktualisiert.

9.3.5 Weitere Datenbanken

Neben den genannten Datenbanken gibt es noch eine Reihe weiterer Angebote. Die Literaturdatenbank EMBASE legt einen Schwerpunkt auf europäischer Fachliteratur und überschneidet sich inhaltlich teilweise mit MEDLINE. Der Zugriff auf die vollständigen bibliographischen Angaben ist jedoch nur kostenpflichtig möglich. Die Datenbank CCMed enthält Zitate aus deutschsprachigen medizinischen Fachzeitschriften seit dem Jahr 2000. Eine umfassende Recherche in einer Vielzahl von medizinischen Datenbanken ist über das Deutsche Institut für Medizinische Dokumentation und Information (DIMDI) möglich, aber teilweise kostenpflichtig. Diese umfassende Literatursuche ist aber in der Apothekenpraxis in der Regel nicht nötig.

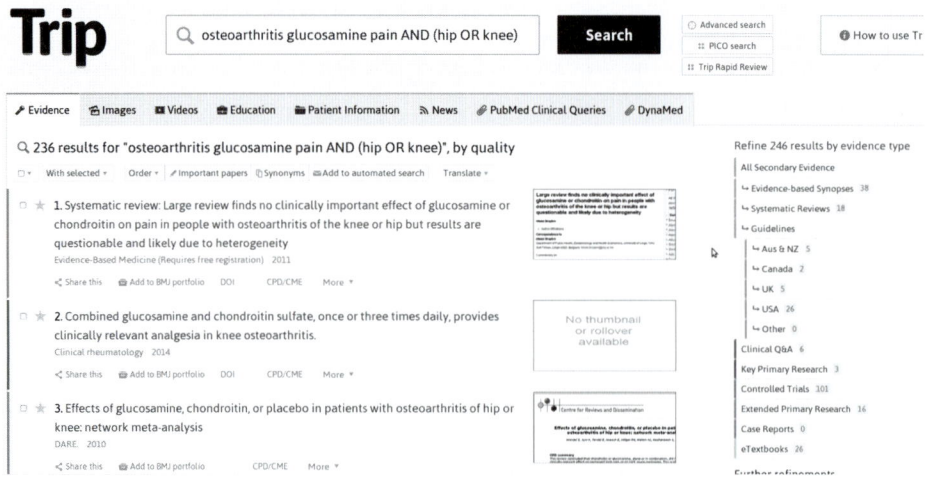

○ **Abb. 9.6** Beispiel für das Ergebnis einer Suche mit der TRIP-Datenbank

9.3.6 Volltext finden

Die genannten Literaturdatenbanken liefern meist nur die bibliographischen Angaben und das Abstract kostenlos. Für eine kritische Bewertung der Quellen ist das aber in der Regel nicht ausreichend, denn Studien haben gezeigt, dass in den Zusammenfassungen die Studienergebnisse gelegentlich unvollständig oder irreführend wiedergegeben werden. Deshalb ist es notwendig, zumindest die Details der Methoden und der Ergebnisse im Volltext nachlesen zu können. Dieser ist bei Beiträgen in medizinischen Fachzeitschriften jedoch häufig nur bei einem entsprechenden Abonnement verfügbar. Dennoch lohnt sich die Suche danach, ob es nicht doch Wege gibt, auch ohne Gebühr an den vollständigen Text der Publikation zu kommen:

Bei PubMed sind die Volltexte der Artikel bei den Fachzeitschriften verlinkt. Der Zugang ist in der Regel kostenpflichtig, manchmal sind einzelne ausgewählte Artikel dennoch frei verfügbar. Studien, die in den USA durch das National Institute of Health gefördert wurden, müssen frei zugänglich in einem Bereich von PubMed (PubMedCentral) abgelegt werden. Einen entsprechenden Link findet man ebenfalls bei dem jeweiligen PubMed-Eintrag.

In vielen Fällen finden sich bei PubMed auch die Kontaktdaten der Hauptautoren, gelegentlich sogar bereits mit einer E-Mail-Adresse. Gerade bei neueren Artikeln verfügen die Autoren über ein PDF ihrer Veröffentlichung, die sie auf Anfrage meist gern zur Verfügung stellen. Wenn es sich um eine Arzneimittelstudie mit einem neueren Wirkstoff handelt, lohnt sich auch eine Anfrage bei der medizinisch-wissenschaftlichen Abteilung des entsprechenden Herstellers.

Wer eine Universitätsbibliothek in der Nähe hat, kann prüfen, ob die Bibliothek auch Gästen offensteht. Elektronisch ist dort meist eine Vielzahl von medizinischen Fachzeitschriften verfügbar. Kostenpflichtig können einzelne Artikel in Kopie über Dokumentlieferdienste wie subito (www.subito-doc.de) oder die Deutsche Zentralbibliothek für Medizin (www.zbmed.de) bestellt werden.

Eine preisgünstige Möglichkeit für den Zugang zu Cochrane Reviews bietet die Mitgliedschaft im Deutschen Netzwerk Evidenzbasierte Medizin, das auch über einen Fachbereich „Evidenzbasierte Pharmazie" verfügt (▸ Anhang).

9.4 Suchen von deutschsprachigen Leitlinien

Alle Leitlinien, die von Mitgliedsgesellschaften der AWMF herausgegeben werden, sind im AWMF-Leitlinienregister verzeichnet (www.leitlinien.net). Dort können Leitlinien sowohl nach medizinischem Fach oder Fachgesellschaft als auch nach Stichworten gesucht werden.

Die Arztbibliothek des Ärztlichen Zentrums für Qualität in der Medizin (ÄZQ) bietet eine Leitlinien-Suche nach Krankheitsbild an und liefert so in einer Suchanfrage alle Leitlinien, die dazu verfügbar sind, auch über die Grenzen von Fachgesellschaften hinweg. Allerdings sind nur S2- und S3-Leitlinien nach der AWMF-Klassifikation enthalten. Zusätzlich lassen sich auf diesem Suchportal aber auch die Therapieempfehlungen der Arzneimittelkommission der deutschen Ärzteschaft (AkdÄ) und anderer wissenschaftlicher Organisationen finden. Angestrebt ist in der Arztbibliothek eine Qualitätsbewertung der verzeichneten Leitlinien mit Hilfe des DELBI-Instruments (bisher allerdings noch nicht vollständig umgesetzt), so dass auch eine Hilfestellung für die kritische Bewertung der Leitlinie zu finden ist.

9.5 Unabhängige Zeitschriften zur Arzneimitteltherapie

Für kritische Informationen zur Pharmakotherapie sind auch unabhängige Zeitschriften hilfreich, die sich in ihren Bewertungen auf die Prinzipien der evidenzbasierten Medizin stützen. Da sie sich nicht über Werbung finanzieren, müssen sie bei ihren Beiträgen keine Rücksicht auf mögliche Anzeigenkunden nehmen.

Zu diesen Zeitschriften gehören in Deutschland etwa das arznei-telegramm und der Arzneimittelbrief, die monatlich erscheinen und auch über das Internet zugänglich sind (▸ Anhang). Für den kompletten Zugriff ist jeweils ein kostenpflichtiges Abonnement notwendig (Kostenpunkt jeweils rund 50 Euro pro Jahr). Ältere Beiträge sind bis auf die beiden aktuellsten Jahrgänge kostenlos zugänglich. Regelmäßig werden auch Präparate aus der Selbstmedikation besprochen. Apothekenrelevant sind ebenfalls kritische Wertungen von pharmakogenetischen Tests.

Die Arzneimittelkommission der deutschen Ärzteschaft (AkdÄ) veröffentlicht zweimonatlich „Arzneiverordnung in der Praxis" (AVP), ebenfalls mit kritischen evidenzbasierten Wertungen hauptsächlich von verschreibungspflichtigen Wirkstoffen und entsprechenden Therapieprinzipien. Fragen aus der Selbstmedikation kommen jedoch nur selten vor. Die Ausgaben sind kostenfrei über die Internetseite der AkdÄ verfügbar.

9

10 Anhang

10.1 Wichtige Abkürzungen und (englischsprachige) Fachbegriffe in der evidenzbasierten Medizin für die Lektüre von klinischen Studien

ARR	Absolute Risikoreduktion
Assessment	Beurteilung
Assignment	Zuteilung (zu den Gruppen in einer klinischen Studie)
As-treated	Auswerteverfahren, bei dem alle Teilnehmer in der Gruppe berücksichtigt werden, in der sie tatsächlich behandelt wurden
Baseline data	Ausgangsdaten der Patienten zu Beginn der Studie
Bias	Systematische Verzerrung der Ergebnisse einer Studie
Carry-over	Übertragungseffekt in Cross-over-Studien
Case-control study	Fall-Kontroll-Studie
Cohort study (longitudinal study)	Kohortenstudie (Synonym: Längsschnittstudie)
Concealment of allocation	Verdeckte Zuteilung
Confidence interval (CI)	Konfidenzintervall (KI), Vertrauensbereich
Confounder	Störgrößen, die unabhängig von der Intervention die Ergebnisse einer Studie beeinflussen
CONSORT-Statement	Standard für die Berichterstattung über randomisierte kontrollierte Studien
Cross-over-Design	Studiendesign, bei dem die Patienten in der ersten Gruppe nacheinander sowohl die zu untersuchende Therapie als auch die Vergleichsintervention erhalten. Die Reihenfolge ist in der zweiten Gruppe genau anders herum.
Dichotome Variablen (Synonym: binäre)	Messgrößen, die nur zwei unterschiedliche Werte annehmen können (z. B. vorhanden/nicht vorhanden)
Drop-out	Studienabbrecher
Eligibility criteria	Auswahlkriterien
Enrollment	Aufnahme in die Studie
Exclusion criteria	Ausschlusskriterien
Follow-up	Nachbeobachtungszeit

Forest Plot	Grafische Darstellungsform zur quantitativen Zusammenfassung der Ergebnisse einer Metaanalyse
GRADE-System	Schema zur Bewertung von Studien und Ableitung von Empfehlungen, vor allem für Leitlinien verwendet
Inclusion criteria	Einschlusskriterien
Intention-to-treat	Auswerteverfahren, bei dem alle Teilnehmer in der ursprünglich zugeordneten Gruppe berücksichtigt werden
Kontinuierliche Variablen	Messgrößen, die in einem bestimmten Bereich beliebige Werte annehmen können
Masking	Verblindung
Measurement	Messung
Metaanalyse	Quantitative Zusammenfassung mehrerer klinischer Studien
Monitoring	Überwachung
NNH	Number needed to harm
NNS	Number needed to screen
NNT	Number needed to treat
Non-inferiority	Nicht-Unterlegenheit
Observational study	Beobachtungsstudie
Outcome	Zielgröße, Endpunkt, Ergebnis
Parallelgruppen-Design	Studiendesign, bei dem ein Teil der Probanden die zu untersuchende Therapie erhält, während gleichzeitig der andere Teil der Probanden mit der Vergleichsintervention behandelt wird
Per-protocol	Auswerteverfahren, bei dem nur die Teilnehmer berücksichtigt werden, die die Studie gemäß Studienplan beendet haben
PICO-Schema	Schema zur strukturierten Erstellung einer Suchanfrage bei der Literaturrecherche
PRISMA-Statement	Standard für die Berichterstattung über Metaanalysen und systematische Reviews
Power	Statistische Trennschärfe der Studie
Prospektiv	Beobachtungsrichtung in klinischen Studien, nach vorne blickend
RCT	Randomized controlled trial, randomisierte klinische Studie
Retrospektiv	Beobachtungsrichtung in klinischen Studien, zurückblickend
RR/RRR	Relatives Risiko/relative Risikoreduktion
Superiority	Überlegenheit
Treatment	Behandlung
Vierfeldertafel	Darstellungsform der Ergebnisse einer klinischen Studie in Form einer 2×2-Tabelle
Wash out	Auswaschphase in Cross-over-Studien

10

10.2 Checkliste zur Bewertung von randomisierten kontrollierten Studien (Überlegenheitsstudien)

Gibt es detaillierte Angaben zu Einschluss- und Ausschlusskriterien?

Erfolgte die Verteilung der Patienten auf die Studienarme randomisiert und verdeckt? Finden sich Details zum Randomisierungsverfahren?

Waren Patienten, Ärzte und Pflegepersonal, möglichst auch die Auswerter im Hinblick auf die Therapie verblindet?

Waren die Gruppen zu Beginn vergleichbar?

Wurden die Gruppen (bis auf die Studientherapie) gleich behandelt?

Entspricht die Vergleichstherapie dem Stand der Wissenschaft?

Gibt es Angaben zur Fallzahlplanung?

Welche primären und sekundären Endpunkte sollten mit welchen Methoden erfasst werden?

Welche Zwischenauswertungen oder Subgruppenanalysen waren geplant?

Gab es definierte Regeln für den Abbruch der Studie?

War die Beobachtungszeit komplett oder wurde die Studie vorzeitig abgebrochen?

Wurden alle Patienten in die Auswertung aufgenommen?

Wurde die Auswertung in der ursprünglich zugeordneten Gruppe vorgenommen?

Wie groß ist der Effekt im Hinblick auf die primäre Zielgröße?

Ist neben den p-Werten auch jeweils das Konfidenzintervall angegeben und wie eng oder weit ist es?

Ist bei binären Endpunkten nicht nur die relative, sondern auch die absolute Risikoreduktion angegeben?

Wie werden Subgruppenanalysen berichtet?

Werden nicht nur positive Effekte, sondern auch unerwünschte Wirkungen angegeben?[1]

---

1 **Quelle:** modifiziert nach Guyatt 2003/2004 und Günther 2001

10.3 Checkliste für die Beurteilung von Übersichtsarbeiten

Hat der Artikel eine eng umrissene klinische Fragestellung?

Sind die Ein- und Ausschlusskriterien für Studien angegeben, die vor Beginn der Literaturrecherche festgelegt wurden?

Werden die Methoden für die Literatursuche und die statistische Auswertung klar beschrieben?

Ist es unwahrscheinlich, dass relevante Studien übersehen wurden (umfassende Recherchestrategie)?

Wird die Validität der Studien beurteilt, etwa Methodik der Randomisierung, Verblindung, Nachbeobachtung und Auswertung?

Ist die Beurteilung der Studien reproduzierbar (unabhängige Begutachtung durch mindestens zwei Gutachter)?

Wurde eine mögliche Heterogenität der Studien untersucht und berücksichtigt?

Werden die Grenzen der Zusammenfassung aufgezeigt?

Wie groß ist der ermittelte Effekt durch die Intervention tatsächlich?

Wie exakt sind die Ergebnisse (Betrachtung der Konfidenzintervalle)?

Wurden alle relevanten klinischen Endpunkte in der Analyse berücksichtigt (oder nur Surrogatparameter)?

Werden unerwünschte Wirkungen thematisiert, und wie ist das Verhältnis von Nutzen und Schaden?[2]

10

---

2 **Quelle:** modifiziert nach Oxman 1994 und Günther 2001

10.4 Checkliste für die Bewertung von Leitlinien

Wurden bei der Suche nach der Evidenz systematische Methoden angewandt (detaillierte Beschreibung der Suchstrategie möglichst mit Suchbegriffen, Quellen, Zeitangaben sowie der gefundenen Ergebnisse)?

Sind die Kriterien für die Auswahl der Evidenz klar beschrieben (etwa Art der berücksichtigten Studien, Anwendbarkeit auf bestimmte Bereiche, etwa Krankenhaus oder ambulante Versorgung sowie genaue Patientengruppe)?

Sind die beteiligten Personen und ihre Interessenskonflikte benannt und gibt es Hinweise auf die Finanzierung der Leitlinie?

Sind die Methoden für die Formulierung der Empfehlungen klar beschrieben (z. B. die Form der Konsensbildung, etwa durch einen nominalen Gruppenprozess oder das Delphi-Verfahren)?

Wurden bei der Formulierung der Empfehlungen gesundheitlicher Nutzen, Nebenwirkungen und Risiken berücksichtigt (Auswirkungen der Intervention auf objektive oder subjektive Zielgrößen, etwa Mortalität oder Lebensqualität) und auch für verschiedene Handlungsoptionen diskutiert?

Ist die Verbindung zwischen Empfehlungen und der zugrunde liegenden Evidenz explizit dargestellt (etwa Zuordnung von Evidenzgraden und Empfehlungsgraden sowie Darlegung von Expertenkonsens)?

Wurde die Leitlinie vor ihrer Veröffentlichung durch externe Experten begutachtet (z. B. durch eine öffentliche Konsultationsphase und Berücksichtigung von Kommentaren bei der endgültigen Leitlinien-Fassung)?

Gibt es Angaben dazu, wie die Leitlinie aktualisiert wird (Angabe von Gültigkeitsdauer und Zeitplan zur Überprüfung, Nennung der Verantwortlichen)?[3]

---

3 **Quelle:** modifiziert nach DELBI

10.5 Wichtige Institutionen der evidenzbasierten Medizin in Deutschland

10.5.1 ÄZQ

Das Ärztliche Zentrum für Qualität in der Medizin (ÄZQ) mit Sitz in Berlin ist eine Institution, die von der Bundesärztekammer (BÄK) und der Kassenärztlicher Bundesvereinigung (KBV) getragen wird. Zu den Aufgaben gehört die Entwicklung und Betreuung der Nationalen Versorgungsleitlinien, daneben beteiligt sich das ÄZQ aber auch an der Weiterentwicklung der evidenzbasierten Medizin, erstellt Patienteninformationen, beschäftigt sich mit Fragen von Patientensicherheit sowie Fehlervermeidung und fördert Transparenz und Qualität in der Medizin. Dazu soll auch das Portal Arztbibliothek beitragen, in dem qualitätsgeprüfte und evidenzbasierte Informationen (unter anderem systematische Übersichtsarbeiten, Leitlinien und Patienteninformationen) zusammengestellt sind.

10.5.2 AWMF

Die Arbeitsgemeinschaft der wissenschaftlichen medizinischen Fachgesellschaften (AWMF) koordiniert unter anderem die Entwicklung von Leitlinien und sammelt sie im AWMF-Leitlinienregister. Außerdem wirkt die AWMF auch bei der Erstellung der Nationalen Versorgungsleitlinien mit.

10.5.3 Cochrane-Zentrum

Das Cochrane-Zentrum in Freiburg ist die regionale Vertretung der Cochrane Collaboration für den deutschen Sprachraum und Referenzzentrum für Interessierte aus Liechtenstein, Tschechien, Slowakei und Ungarn. Angegliedert sind Filialen in der Schweiz, in Österreich und in Ungarn. Das deutsche Cochrane-Zentrum bietet unter anderem methodische Kurse und Weiterbildungen zu systematischen Übersichtsarbeiten und anderen Themen der evidenzbasierten Medizin an.

10.5.4 DNEbM

Das Deutsche Netzwerk Evidenzbasierte Medizin (DNEbM) ist eine interdisziplinäre Plattform für alle Interessierten an der evidenzbasierten Medizin und fördert die Verbreitung und Weiterentwicklung der entsprechenden Konzepte und Methoden in allen Sparten des Gesundheitwesens, der Forschung und Ausbildung. Der Fachbereich Evidenzbasierte Pharmazie im DNEbM steht Pharmazeuten in allen Arbeitsfeldern offen und setzt sich dafür ein, bei pharmazeutischen Entscheidungen in der Versorgung und Beratung nicht nur die eigene Expertise und die Präferenz des Patienten zu berücksichtigen, sondern auch die gegenwärtig beste wissenschaftliche Evidenz aus klinischen Studien.

10.5.5 IQWiG

Das Institut für Qualität und Wirtschaftlichkeit im Gesundheitswesen (IQWiG) mit Sitz in Köln gibt es seit 2004. Seine Aufgabe besteht darin, die Evidenz von therapeutischen und diagnostischen Verfahren zu beurteilen, etwa im Rahmen der frühen Nutzenbewertung oder von Disease Management Programmen. Aufträge erhält das IQWiG vom Gemeinsamen Bundesausschuss (G-BA, entscheidet über die Leistungen der gesetzlichen Krankenkassen) und dem Bundesgesundheitsministeriums. Für Patienten betreibt das IQWiG ein Portal mit geprüften Gesundheitsinformationen (www.gesundheitsinformation.de).

10.6 Wichtige Quellen für die evidenzbasierte Medizin/Pharmazie im Apothekenalltag

10.6.1 Linksammlungen

Der Fachbereich Evidenzbasierte Pharmazie im Deutschen Netzwerk Evidenzbasierte Medizin hat weitere Links zusammengestellt, die auf grundlegende Informationen zur evidenzbasierten Medizin, Tutorials, Datenbanken und andere Quellen verweisen. Der Zugang ist kostenfrei möglich unter www.pharmaziebibliothek.de.

10.6.2 Unabhängige Arzneimittelzeitschriften

Der Arzneimittelbrief: www.der-arzneimittelbrief.de

arznei-telegramm: www.arznei-telegramm.de

Arzneiverordnung in der Praxis: www.akdae.de/Arzneimitteltherapie/AVP/index.html

10.6.3 Deutschsprachige Leitlinien

AWMF-Leitlinen-Sammlung: www.leitlinien.net

Sammlung des Ärztlichen Zentrums für Qualität in der Medizin, enthält auch Patienten-leitlinien: www.arztbibliothek.de

Nationale Versorgungsleitlinien: www.versorgungsleitlinien.de

10.6.4 Medizinische Datenbanken

PubMed: www.pubmed.gov

Hilfen zur Suche in PubMed der Universität Freiburg: https://portal.uni-freiburg.de/imbi/bibliothek/links/pubmed-anleitung

Sammlung der Cochrane Reviews: www.thecochranelibrary.com

Hilfe zur Suche in der Cochrane Library: www.cochrane.de/de/support-hilfen-zur-cochrane-library

TRIP Database: www.tripdatabase.com

Deutsches Institut für medizinische Dokumentation und Information (DIMDI): www.dimdi.de

10.6.5 Unabhängige Patienteninformationen

Patienten-Portal des IQWiG: www.gesundheitsinformation.de/

Patienteninformationen in der Arztbibliothek (unter anderem Patientenleitlinien und Kurzinformationen): www.arztbibliothek.de/patienten-information

Zeitschrift „Gute Pillen, schlechte Pillen": www.gutepillen-schlechtepillen.de/

10.6.6 Wörterbücher

Medizinisches Englisch-Wörterbuch: www.tk.de/rochelexikon/

10.7   Lösungen der Übungsaufgaben

10.7.1 Aufgabe 1

Bei jeweils 500 Patienten in jeder Gruppe und einer Ereignisrate von 5 % (0,05; entspricht 25 von 500) in der Behandlungsgruppe sowie einer Ereignisrate von 10 % (0,1; entspricht 50 von 500) in der Kontrollgruppe ergibt sich die Vierfeldertafel in ◻ Tab. 10.1.

◻ **Tab. 10.1** Vierfeldertafel zu Aufgabe 1

Ereignis	Anzahl in der Behandlungsgruppe	Anzahl in der Kontrollgruppe	Summe
Fraktur	25	50	75
Keine Fraktur	475	450	925
Summe	500	500	1 000

Daraus errechnen sich die folgenden Effektmaße:

a) Relatives Risiko

$$RR = \frac{Ereignisrate\ in\ Behandlungsgruppe}{Ereignisrate\ in\ Kontrollgruppe}$$

$$= \frac{0,05}{0,1}$$

$$= 0,5$$

Das relative Risiko für eine Fraktur in der Behandlungsgruppe liegt also bei 50 % von dem in der Kontrollgruppe.

b) Relative Risikoreduktion

$$RRR\ (\%) = 100 \times (1 - RR)$$

$$= 100 \times (1 - 0,5)$$

$$= 50$$

Durch die Verwendung des neuen Arzneimittels sinkt das Risiko für eine Fraktur also um 50 % verglichen mit der Kontrollbehandlung.

c) Absolute Risikoreduktion

$$ARR = |Ereignisrate\ in\ Behandlungsgruppe - Ereignisrate\ in\ Kontrollgruppe|$$

$$= |0,05 - 0,1|$$

$$= 0,05$$

Absolut betrachtet verringert sich das Risiko für eine Fraktur um 5 % (5 von 100 Patienten), wenn der Patient das neue Arzneimittel statt der Kontrollbehandlung erhält.

10

d) Number needed to treat

$$\text{NNT} \quad = \frac{1}{ATT}$$

$$= \frac{1}{0,05}$$

$$= 20$$

Wenn 20 Patienten das neue Arzneimittel statt der Kontrollbehandlung erhalten, tritt eine Fraktur weniger auf.

e) Odds Ratio

$$\text{OR} = \left(\frac{\text{Patientenanzahl im Ereignis in Behandlungsgruppe}}{\text{Patientenanzahl ohne Ereignis in Behandlungsgruppe}} \right) : \left(\frac{\text{Patientenanzahl mit Ereignis in Kontrollgruppe}}{\text{Patientenanzahl ohne Ereignis in Kontrollgruppe}} \right)$$

$$= \left(\frac{25}{475} \right) : \left(\frac{50}{450} \right)$$

$$= 0,47$$

Die „Chance" für eine Fraktur beträgt bei Behandlung mit dem neuen Mittel 0,47 (also etwas weniger als die Hälfte) der „Chance", die man durch Anwendung der Kontrollbehandlung hätte.

10.7.2 Aufgabe 2

Aus den Angaben ergibt sich die Vierfeldertafel in ◻ Tab. 10.2.

◻ **Tab. 10.2** Vierfeldertafel zu Aufgabe 2

Ereignis	Anzahl in der Behandlungsgruppe	Anzahl in der Kontrollgruppe	Summe
Schlaganfall	75	100	175
Kein Schlaganfall	2 425	2 400	4 825
Summe	2 500	2 500	5 000

Daraus errechnen sich die folgenden Effektmaße:

a) Relatives Risiko

$$\text{RR} \quad = \frac{\text{Ereignisrate in Behandlungsgruppe}}{\text{Ereignisrate in Kontrollgruppe}}$$

$$= \left(\frac{75}{2\,500} \right) : \left(\frac{100}{2\,500} \right)$$

$$= 0,75$$

Das relative Risiko für einen Schlaganfall in der Behandlungsgruppe liegt also bei 75 % von dem in der Kontrollgruppe.

b) Relative Risikoreduktion

RRR (%) $= 100 \times (1 - RR)$

$= 100 \times (1 - 0{,}75)$

$= 25$

Durch die Verwendung der neuen Behandlung sinkt das Risiko für einen Schlaganfall also um 25 % verglichen mit der Kontrollbehandlung.

c) Absolute Risikoreduktion

ARR $=$ |Ereignisrate in Behandlungsgruppe − Ereignisrate in Kontrollgruppe |

$= \left|\left(\frac{75}{2\,500}\right) - \left(\frac{100}{2\,500}\right)\right|$

$= 0{,}01$

Absolut betrachtet verringert sich das Risiko für einen Schlaganfall um 1 % (1 von 100 Patienten), wenn der Patient das neue Arzneimittel statt der Kontrollbehandlung erhält.

d) Number needed to treat

NNT $= \frac{1}{ATT}$

$= \frac{1}{0{,}01}$

$= 100$

Wenn 100 Patienten die neue Behandlung statt der Kontrollbehandlung erhalten, tritt ein Schlaganfall weniger auf.

e) Odds Ratio

$$OR = \left(\frac{Patientenanzahl\ mit\ Ereignis\ in\ Behandlungsgruppe}{Patientenanzahl\ ohne\ Ereignis\ in\ Behandlungsgruppe}\right) : \left(\frac{Patientenanzahl\ im\ Ereignis\ in\ Kontrollgruppe}{Patientenanzahl\ ohne\ Ereignis\ in\ Kontrollgruppe}\right)$$

$= \left(\frac{75}{2\,425}\right) : \left(\frac{100}{2\,400}\right)$

$= 0{,}74$

Die „Chance" für einen Schlaganfall beträgt bei Behandlung mit dem neuen Mittel 0,74 (also rund drei viertel) der „Chance", die man durch Anwendung der Kontrollbehandlung hätte.

10

Literaturverzeichnis

Fachbücher

Günther J. Anleitung zur Bewertung klinischer Studien. Deutscher Apotheker Verlag, Stuttgart 2001

Kunz R, Ollenschläger G, Raspe H, Jonitz G, Donner-Banhoff, N (Hrsg.). Lehrbuch Evidenzbasierte Medizin in Klinik und Praxis. Deutscher Ärzte-Verlag, Köln 2007

Fletcher RH, Fletcher SW. Klinische Epidemiologie. Verlag Hans Huber, Bern 2011

Greenhalgh T. How to read a paper. Wiley Blackwell, Chichester 2014

Günther J. Klinische Studien. In: Jaehde U, Radziwill R, Kloft C (Hrsg). Klinische Pharmazie. Wissenschaftliche Verlagsgesellschaft Stuttgart, 125–150, 2010

Lieb K, Klemperer D, Ludwig WD. Interessenkonflikte in der Medizin. Berlin, Heidelberg, 266–272, 2011

Weiß C. Basiswissen Medizinische Statistik. Springer Berlin, Heidelberg 2013

Fachartikel

Aaron SD, Fergusson DA. Exaggeration of treatment benefits using the „event-based" number needed to treat. CMAJ, 179:669–671, 2008

Bender R. Interpretation von Effizienzmaßen der Vierfeldertafel für Diagnostik und Behandlung. Med Klein, 96:116–121, 2001

Bender R, Lange S. Die Vierfeldertafel. Dtsch Med Wochenschr, 132:e12–e14, 2007

Bender R, Lange S, Ziegler A. Multiples Testen. Dtsch Med Wochenschr, 132:e26–e29, 2007

Etiminan et al., BMC Pulmonary Medicine, 12:48, 2012

Dans AL, Dans LF, Guyatt GH, Richardson S. Users' guides to the medical literature. How to decide on the applicability of clinical trial results to your patient. JAMA, 279:545–549, 1998

Duan N, Kravitz R, Schmid CH. Single-patient (n-of-1) trials: a pragmatic clinical decision methodology for patient-centered comparative effectiveness research. J Clin Epidemiol, 66:21–28, 2013

Du Prel J, Röhrig B, Blettner M. Kritisches Lesen wissenschaftlicher Artikel. Dtsch Ärztebl, 106:100–105, 2009

*Du Prel J, Hommel G, Röhrig B, Blettner M. Konfidenzintervall oder p-Wert? Dtsch Ärztebl, 106: 335–339, 2009

*Du Prel J, Röhrig B, Hommel G, Blettner M. Auswahl statistischer Testverfahren. Dtsch Ärztebl, 107:343–348, 2010

Grimes DA, Schulz KF. An overview of clinical research: the lay of the land. Lancet, 359:57–61, 2002

*Günther J. Arzneimittelstudien – Welche Aussagekraft steckt in publizierten Daten? Mehr Schein als Sein? Fortbildungstelegramm Pharmazie, 1:75–87, 2007

Guyatt GH, Sackett DL, Cook DJ. Users' guides to the medical literature. How to use an article about therapy or prevention. A. Are the results of the study valid? JAMA; 270:2 598–2 601, 1993

Guyatt GH, Sackett DL, Cook DJ. Users' guides to the medical literature. How to use an article about therapy or prevention. B. What were the results and will they help me in caring for my patient? JAMA, 271:59–63, 1994

Guyatt GH, Briel M, Glasziou P, Bassler D, Montori VM. Problems of stopping trials early. BMJ, 344:e3 863, 2012

Jaeschke R, Guyatt G, Shannon H, Walter S, et al. Basic statistics for clinicians. 3. Assessing the effects of treatment: Measures of association. Can Med Assoc J, 152:351–357, 1995

*Kabisch M, Ruckes C, Seibert-Grafe M, Blettner M. Randomisierte kontrollierte Studien. Dtsch Ärztebl, 108:663–668, 2011

*Kaiser T, Ewers H, Waltering A, Beckwermert D, et al. Sind die Aussagen medizinischer Werbeprospekte korrekt? arznei-telegramm, 35: 2 123, 2004

*Kleist P. Randomisiert. Kontrolliert. Doppelblind. Warum? Schweiz Med Forum, 6:46–52, 2006

*Kleist P. Vorsicht bei Subgruppenanalysen! Schweiz Med Forum, 7:794–799, 2007

Kleist P. Zehn Anforderungen an therapeutische Äquivalenzstudien. Schweiz Med Forum, 8: 814–819, 2008

Kleist P. Das Intention-to-treat-Prinzip. Schweiz Med Forum, 9:450–453, 2009

*Kleist P. Drei Fallgruben bei Nicht-Unterlegenheitsstudien. Schweiz Med Forum, 11:697–700, 2011

Klug SJ, Bender R, Blettner M, Lange S. Wichtige epidemiologische Studientypen. Dtsch Med Wochenschr, 132:e45–e47, 2007

Kluth LA. Vorzeitiger Abbruch randomisierter kontrollierter Studien. Urologe, 52:1 080–1 083, 2013

*Kopp IB. Interessenkonflikte – ein Dauerthema. Dtsch. Ärztebl, 110:573–574, 2013

Lange S, Bender R, Ziegler A. Äquivalenzstudien und Nicht-Unterlegenheitsstudien. Dtsch Med Wochenschr, 132:e53–e56, 2007

Lenzer J. Why we can't trust clinical guidelines. BMJ, 346:f3 830, 2013

*Lenzer J et al. Ensuring the integrity of clinical practice guidelines: a tool for protecting patients. BMJ, 347:f5 535, 2013

McAlister FA, Straus SE, Guyatt GH, Haynes RB. Users' guides to the medical literature. Integrating research evidence with the care of the individual patient. JAMA, 283:2 829–2 836, 2000

Motschall E, Falck-Ytter Y. Searching the MEDLINE literature database through PubMed: A short guide. Onkologie, 28:517–522, 2005

Mulla SM, Scott IA, Jackevicius CA, You JJ, Guyatt GH. Users' guides to the medical literature. How to use a non-inferiority trial. JAMA, 308:2 605–2 611, 2012

Murad MH, Montori VM, Ioannidis JPA, Jaeschke R, Devereaux PJ et al. Users' guides to the medical literature. How to read a systematic review and meta-analysis and apply the results to patient care. JAMA, 312:171–179, 2014

Oxman AD, Cook DJ, Guyatt GH. Users' guides to the medical literature. How to use an overview. JAMA, 272:1 367–1 371, 1994

Ressing M, Blettner, M, Klug SJ. Systematische Übersichtsarbeiten und Metaanalysen. Dtsch Ärztebl, 106:456–463, 2009

Röhrig B, du Prel J, Blettner M. Studiendesigns in der medizinischen Forschung. Dtsch Ärztebl Int, 106:184–189, 2009

*Röhrig B, du Prel J, Wachtlin D, Blettner M. Studientypen in der medizinischen Forschung. Dtsch Ärztebl Int, 106:262–268, 2009

Röhrig B, du Prel J, Wachtlin D, Kwiecien R, Blattner M. Fallzahlplanung in klinischen Studien. Dtsch Ärztebl, 107:552–556, 2010

Rothwell P. Subgroup analysis in randomised controlled trials. Lancet, 365:176–186, 2005

Sackett DL, Rosenberg WMC, Gray JAM, Keynes M, et al. Evidence-based medicine: What it is and what it isn't. BMJ, 312:71–72, 1996

*Schott G et al., Besteht ein Einfluss pharmazeutischer Unternehmen auf Leitlinien? Zwei Beispiele aus Deutschland. Dtsch Ärztebl, 110:575–583, 2013

*Schulz KF, Grimes DA. Schlupflöcher in den Stichproben randomisierter Studien: Ausgeschlossene, Verlorene und Abtrünnige. ZEFQ, 100:467–473, 2006

*Schulz KF, Grimes DA. Verblindung in randomisierten Studien. ZEFQ, 101:630–637, 2007

*Schulz KF, Grimes DA. Generierung von Randomisierungslisten in randomisierten Studien. ZEFQ, 101:419–426, 2007

*Schulz KF, Grimes DA. Multiplizität in randomisierten Studien I: Endpunkte und Behandlungen. ZEFQ, 100:617–623, 2006

*Schulz KF, Grimes DA. Multiplizität in randomisierten Studien II: Subgruppenanalysen und Zwischenauswertungen. ZEFQ, 101:51–58, 2007

*Sauerbrei W, Blettner M. Interpretation der Ergebnisse von 2×2-Tafeln. Dtsch Ärztebl, 106:795–800, 2009

Suri X, Ioannidis JPA, Agoritsas T, Alba A, Guyatt G. Users' guides to the medical literature. How to use a subgroup analysis. JAMA, 311:405–411, 2014

Thorpe KE, Zwarenstein M, Oxman AD, Treweek S, Furberg CD et al. A pragmatic-explanatory continuum indicator summary (PRECIS): a tool to help trial designers. J Clin Epidemio, 62:464–475, 2009

*Victor A, Elsäßer A, Hommel G, Blettner M. Wie bewertet man die p-Wert-Flut? Dtsch Ärztebl, 107:50–56, 2010

Wellek S, Blettner M. Klinische Studien zum Nachweis von Äquivalenz oder Nichtunterlegenheit. Dtsch Ärztebl, 109:674–679, 2012

*Windeler J. Externe Validität. ZEFQ, 102:253–260, 2008

Windeler J, Lange S. Methodische Anforderungen an klinische Studien und ihre Interpretation. Bundesgesundheitsb, 52:394–401, 2009

* Diese frei zugänglichen Artikel sind unter www.online-plusbase.de verlinkt.

Internetquellen

AWMF-Regelwerk (Version 1.0 vom 06.11.2012)
    www.awmf.org/fileadmin/user_upload/Leitlinien/AWMF-Regelwerk/AWMF-Regelwerk-Weblinks.pdf
Cochrane Handbook of Systematic Reviews
    http://handbook.cochrane.org/
CONSORT-Statement
    www.consort-statement.org
DELBI (Deutsches Leitlinien-Bewertungs-Instrument)
    www.leitlinien.de/leitlinienmethodik/leitlinienbewertung/delbi
Glossar zur evidenzbasierten Medizin
    www.ebm-netzwerk.de/was-ist-ebm/images/dnebm-glossar-2011.pdf
Manual Systematische Literatursuche von ÄZQ und AWMF
    www.aezq.de/mdb/edocs/pdf/literatur/manual-literaturrecherche.pdf
Oxford Center for Evidence-based Medicine
    www.cebm.net/
PRISMA-Statement
    www.prisma-statement.org

Sachregister

Die Autorin

Iris Hinneburg studierte Pharmazie an der Philipps-Universität Marburg und wurde an der Martin-Luther-Universität Halle-Wittenberg promoviert. Nach Tätigkeiten in Forschung und Lehre in Halle und Helsinki (Finnland) arbeitet sie heute freiberuflich als Medizinjournalistin, hauptsächlich für pharmazeutische Fachzeitschriften. Sie ist außerdem Fachbuchautorin im DAV und produziert einen Podcast mit Themen aus Medizin und Pharmazie für die Fortbildung in der Apotheke. Dort gibt es auch eine Reihe zur evidenzbasierten Pharmazie.

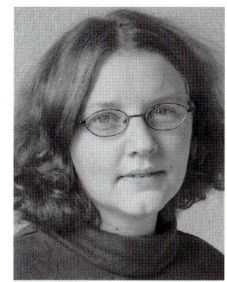